帯津良一の
ホリスティック寄り道秘話

帯津良一の
ホリスティック寄り道秘話

はじめに

がん治療の現場に身を置いて五八年目に入ろうとしています。最初の二〇年は食道がんの手術を専門とする外科医として、次なる五年は西洋医学に中国医学を合わせた、いわゆる中西医《ちゅうせいい》結合によるがん治療に勤しみ、その後から現在に至るまでの三三年間は、ホリスティック医学を追い求めているということになります。

現在、八三歳にしてなお現役の医師です。幸いなことに、体力、知力、酒量のいずれをとっても、まだそれほどの衰えを感じておりませんので、まだまだ現役に留まっていられそうです。理想の医学であるホリスティック医学を追い求める旅は、まだまだ続けられそうです。

ホリスティック医学とは、からだ(Body)、こころ(Mind)、いのち(Spirit)の人間まるごとでそっくりそのままとらえる医学です。がんのような、人間まるごとの病に対しては、主としてからだを対象とする西洋医学をもってしたのでは、手を焼くのは当然で、ここはどうにもホリスティック医学をもってしなければならないのです。

とは言っても、一つの方法論として、ホリスティック医学を手にしたわけではありません。これまでと同様、道無き道を進んで行くことは紛れもないことです。

私のこれまでの体験は、折にふれて本にして上梓して来ました。いずれを手に取っても懐かしさでいっぱいです。

初めての訪中では北京市肺がん研究所付属病院での鍼麻酔に目を見張り、初めて気功を体験できました。北京市がんセンターの漢方薬部門のヘッドを勤めていた李岩《りがん》先生という知己を得たことも、その後の中国医学導入にどれほど役立ったか計り知れないものがあります。また、上海中医薬大学の邱佳信《きゅうかしん》先生、上海市癌症クラブの袁正平《えんしょうへい》さんなどにもたいへんお世話になりました。

アメリカでは統合医学のオピニオンリーダーのアンドルー・ワイル博士、サンフランシスコ州立大学のマリー・ベス・ラブ教授、がん診療療法で有名なカール・サイモントン先生。イギリスではホメオパシーのボブ・レクリッジ先生とデヴィッド・レイリー先生、スピリチュアル・ヒーリングのジャック・アンジェロ先生。さらにエーゲ海のジョージ・ヴィソルカス先生などなど思い出は尽きません。

これらの方々からの有形無形の恩恵が、わが人生に彩りを与えてくれたことは間違いなく、こうした彩りが忘却の彼方に押しやられる前に、記録して残しておきたいがためにうまれたのが本書です。これらの彩りの一つが、あなたの琴線《きんせん》に触れることによって、ホリスティック医学の理解を深め、かつ、あなたの養生観の一助となれば幸いです。

生きとしし生けるもの、
その心のそこにはかなしみを抱いている。
自らのかなしみをいつくしみ、
他者の悲しみを敬って生きることが
「養生」というものではないだろうか。
そうした養生を果たしていく人が増えることが、
医療に本来の温もりを取り戻すことになる。

帯津 良一

目次

懐かしき子ども時代

ハイカラな小母のエピソードと幼馴染との再会

川越市連雀町《れんじゃく》

ここに一枚の写真がある。時は一九四二年の四月。場所は川越市連雀町。別名立門前《たつもんぜん》通りの東の外れの北側に位置する、現在は芋十《いもじゅう》さんのお店の処である。当時の詳細はわからないが、事務所の様な風情の家であった。

その家をバックにして隣家の友人である哲ちゃんと私とが並んで写っている。どちらも小ざっぱりした服装で、頭には真新しい学帽を被り、背にはこれまた真新しいランドセル。姿を見ただけで、これから小学校の入学式に赴こうとしている時の写真だなというのはよくわかる。

撮影したのは私の親父だ。写真が趣味で、自宅にはフィルムを現像するための一室があり、写真仲間との往き来が子供心にもわかっていた。哲ちゃんの方が少し大きいが、どちらも小柄だった。けれど、哲ちゃんの頭はひときわ大きい。たしか「仮分数の哲ちゃん」と呼ばれていた筈だ。

川越の街は江戸時代、酒井・松平氏の城下町として繁栄し、小江戸と呼ばれていた。その古い街並みを、南に少し外れた所に浄土宗の名刹蓮馨寺《れんけいじ》があり、その門前から東に五〇〇メートルほどの通りが立門前と呼ばれていた。その立門前が松江町通りに突き当たって尽きる南側の角がお寿司の音羽家さん、その西隣が靴屋の白根屋さん。そのまた隣が私の生家の荒物屋。特に屋号は無かった。さらにそのまた西隣が哲ちゃんの生家である奥富時計店だ。哲ちゃんと私は向う三軒両隣のご近所であった。

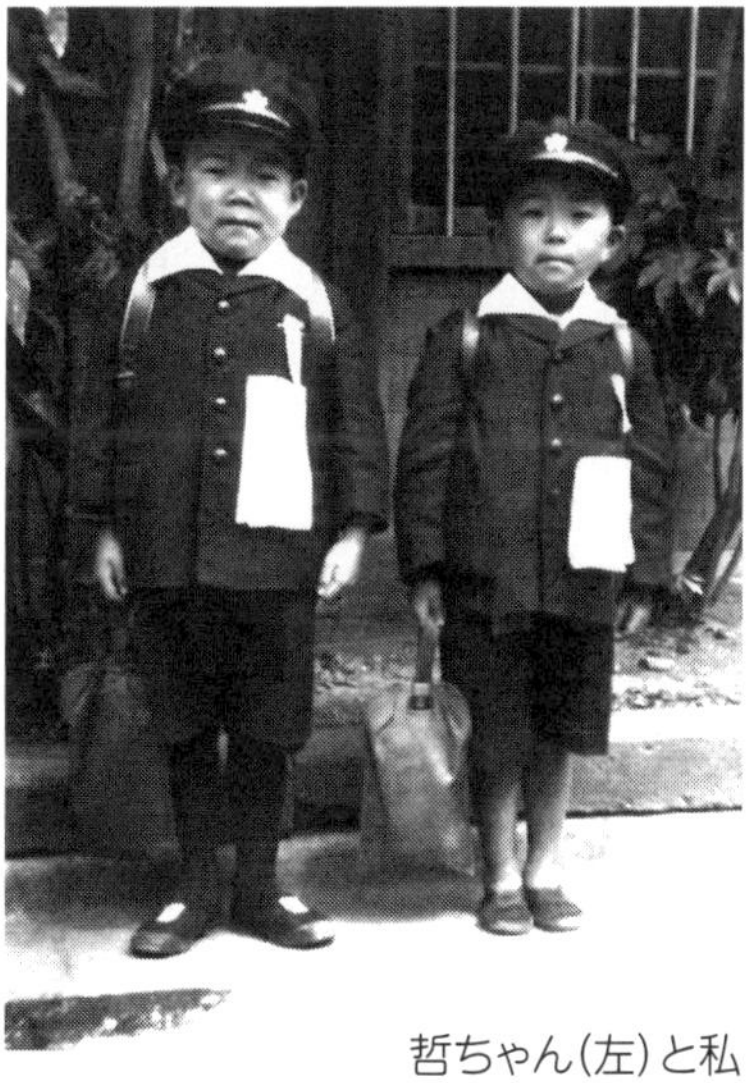
哲ちゃん(左)と私

私の両親の本業はおもちゃ屋さん。店は蓮馨寺の文字通り門前にあり、ここが両親の主戦場。朝早く立門前の家を出て、終日ここで商売に励み、日が落ちてから帰宅するという生活だった。立門前の家も、折角通りに面しているので、遊ばせておくのももったいないとの事情で、小さな荒物屋を営んでいた。荒物屋の店番と家事一切を賄っていたのが、増田そのさんなる小母さんだが、私たち家族との血のつながりは無い。私が物心ついた頃には、すでに小母さんは居たが、両親との関係は定かではない。

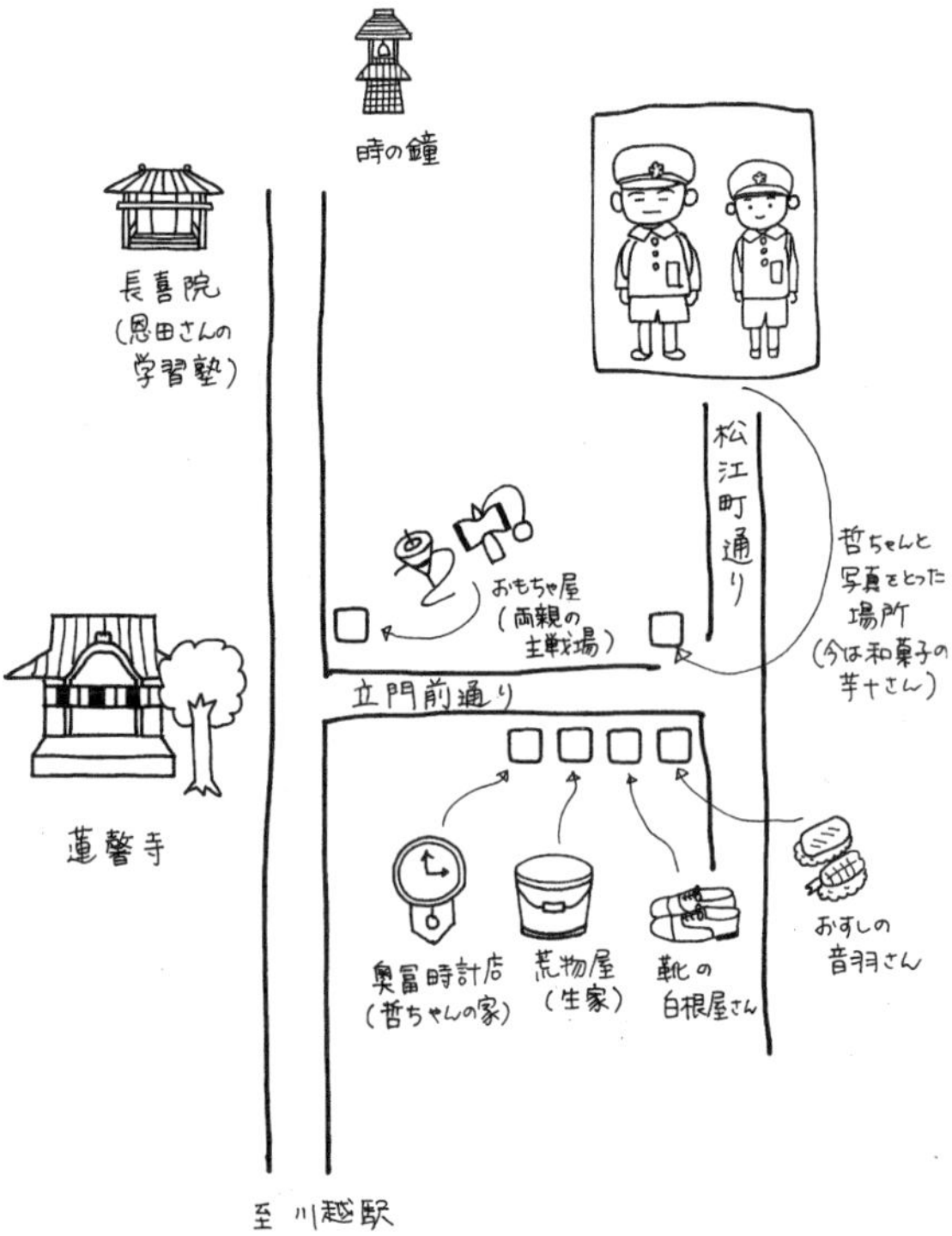

1942年当時の川越市連雀町の地図

このような環境の中、私の主たる遊び場は蓮馨寺の境内だったので、哲ちゃんと親しく遊んだ記憶は殆どない。小学校と中学校でも同じクラスになったこともないし、まして机を並べて学業に勤しんだという記憶もない。

ようやく言葉を交わせた幼馴染

哲ちゃんは川越商業高校に進み、私は越境して都立小石川高校に進学した事で、さらに縁遠くなっていた。ただ哲ちゃんが川越商業高校の柔道部の選手として鳴らしていることは仄聞《そくぶん》してはいた。

ある日曜日、目的が何であったのか定かではないが、名門川越女子高を訪れた事があった。そこでは、高校柔道大会が開催されていた。何気なく入場してみたところ、哲ちゃんの勇姿に行き当たったのである。

そう、高校を卒業してどのくらい経った頃だろうか。その頃親しく往き来するようになった同窓の橋本正一さんから哲ちゃんが某製薬会社に就職していることを知らされたのである。私が医師になってかなりの年月が横たわっていた頃、しばしば訪れていた都内のお寿司屋さんで、哲ちゃんのことが話題にのぼるようになった。どうやら会社から近いということもあって、哲ちゃんもこの店を贔屓《ひいき》にしているらしいのだ。しかし、哲ちゃんと行き合うことは一度も無かった。

その後またしばらくして、哲ちゃんがその会社の工場長に出世したことを橋本さんの口から知らされる。その頃一度哲ちゃんと相見えたような気がするが、どういう形でか、これもまた定かではない。

そして、平成二四年の一一月に突然、哲ちゃんが私の診察室に現れる。間質性肺炎のため某大学病院で経過観察中に、肺がんと肝臓転移を指摘され、手術も化学療法も適応なしということで、緩和ケアの目的で私の病院を紹介されやって来たという訳である。驚いたのは私の方で、本人は至って落ち着いている。幼馴染の久しぶりの再会にしては過酷すぎるが、通院にて漢方薬治療を開始した。哲ちゃんはほぼ二週間の間隔できちんとやって来る。病からくる暗さはまったくない。それどころか時々、近くの料亭に誘われる。二人きりということはなく、必ず同席者がいる。哲ちゃんは盃にほとんど口を付けないが、終始楽しそうにしていた。

通院を始めてちょうど一年程した平成二五年の一二月初旬、哲ちゃんは呼吸苦が高じて緊急入院となる。そんな状態でも哲ちゃんは泰然自若《たいぜんじじゃく》。すでに覚悟は出来ていた。

「良ちゃん！　俺、先に行くからな。また向うで会おう」

と言い残して旅立って行った。この世ではほとんど相見えることが無かったのに、哲ちゃんは私にとって無二の親友である。あちらに行ったら、真っ先に盃を酌み交わしたい一人である。

一九四二年という年

ところで哲ちゃんと私がそろって小学校に入学した一九四二年という年はどんな年だろうか。実は前年の一九四一年一二月に、あの太平洋戦争が勃発しているのである。四ヶ月後の入学式の頃はまだ軍靴《ぐんか》の響きは聞えては来ない。至って平和そのものである。

しかし、戦局は日を追って不利になっていく。二年後の小学三年生の時には空襲が始まり、それと前後して東京からの学童疎開の波が押し寄せて来る。それでも人々は大本営発表を信じて勝利を疑わない。まして私たちのような子供なら尚更だ。言論統制も厳しく、うっかり日本が負けるなんて言おうものなら、すぐさま憲兵隊にしょっぴかれる。

ところが、うちの小母さんは違う。ある時私と弟を前にして、「良ちゃん！　この戦争は負けますよ」と宣《のたま》うではないか。驚いたのはこちらの方で、誰かに聞かれなかったかと周りを見回したものである。この小母さんは普通の大人とは少し違っていた。それを子供心にわかって、一目置いていたことも確かである。

そして、一九四五年八月一五日の終戦。私は小学四年生。誰も彼もが先行きの不安とともに途方に暮れていると言うのに、小母さんと来たら、もう私をつかまえて、

「良ちゃん！　あなた、大学はケンブリッジに行きなさい！」

との御託宣《ごたくせん》。

まだ興奮醒めやらぬうちに、作文の授業で与えられたテーマが「夢」。得たりやおうとばかりに「ケンブリッジへの進学」について書いてしまったのである。昨夜見た夢について書いているクラスメートが多いのに、いきなりケンブリッジが飛び出してきたので、担任の先生もいささか驚いたらしい。模範作文として紹介され衆目を集める羽目になってしまい、しばらくはケンブリッジが私の綽名《あだな》になってしまったのには閉口したものである。

しかし、後年大学受験の際はとてもケンブリッジというわけにはいかず、牛に引かれて善光寺参りではないが、クラスメートたちに倣《なら》って東京大学を受けてしまったのである。

ケンブリッジクライスト大学でのワークショップ

ケンブリッジ行きが実現するのは遙か後年、二〇〇一年九月のことである。ケンブリッジのクライスト大学で、代替療法に関するワークショップが開かれたのだ。因みにワークショップとは、所定の課題についての事前研究の結果を持ち寄って、討議を重ねる形の研修会の事である。

主催は大和薬品。参加者は日英米といったところ。私は幼い頃の小母さんとの約束を果たす絶好の機会だったので、黙って見逃す訳にはいかなかった。それに加えて、ケンブリッジといえば、高度先進医学のトップランナーである。その場所で代替療法をテーマにした会が催されるという取合せの妙に魅かれたこともあった。

初日の冒頭での学長さんの挨拶、

「皆さん、この大学の静かでやさしい雰囲気を感じていただけたでしょうか。代替療法は心身にやさしい医学です。だからこの大学で代替療法のワークショップが開かれるということは、実に相応しいことなのです…」

いやぁ、感服いたしました。さすがは大英帝国。日本の大学ではなかなかこうはいかない。

「場の階層」について

たまたまケンブリッジに留学されていた松本丈二さんにお会いできたことも大きな収穫ではあった。なぜなら大ホリスティックの基本中の基本たる「場の階層」について最初に示唆を与えてくれた人であるからだ(『ホメオパシー医学への招待』フレグランスジャーナル社、一九九九)。

さらには同書の中で、現代ホリスティック医学批判を展開している。なかでも我が日本ホリスティック医学協会が掲げるホリスティック医学の定義を批判しているのだ。当時の定義は

一、ホリスティック(全的)な健康観に立脚する。

二、自然治癒力と癒しを原点に置く。

三、患者が自ら癒し、治療者は援助する。
四、様々な治療法を総合的に組み合わせる。
五、病への気づきから自己現実へ。

このうちの四番目の定義について批判しているのである。二〇年も経った今なら、わかりすぎるくらい良くわかる。その部分を引用すると、

《…（四）の定義は完全に納得いくものではありません。総合的に組み合わせるとはいっても、どのように実行すればよいのでしょうか。それに関する体系的な方法がないのなら、ホリスティック医学は雑学の寄せ集めだという批判も免れません。（四）のいうように、部分の治療を目指す現代医学や何を飲めば何に効くという断片的な情報しかない民間療法などを組み合わせて全体的な効果が得られるのでしょうか。ホメオパシーの観点から、事実はそうではないといわねばなりません。》

その通りだ。二〇年前にしてすでにこの見識。頭が下がるとはこのことである。さまざまな戦術を統合して戦略に止揚《しよう》することによって初めて大きな効果が生まれる。総合と統合とはまったくの別物だ。総合的に組み合わせるでは足し算ではないか。松本丈二さんの言う通りである。統合は単なる足し算ではなく数学の積分だ。積

分とはそれぞれの戦術を一旦解体したものを集めなおして、まったく新しい体系をつくることなのである。ホリスティック医学の面目はここにあるのだ。戦略に止揚して初めて面目躍如ということになるのだ。

この松本丈二さんの叱咤に触発されたのか現在の定義では四番目は次のように変えられている。

様々な治療法を選択・統合し、最も適切な治療を行う。

統合が加わったのがよい。これでこそホリスティック医学の面目だ。

閑話休題。ケンブリッジから帰国して、真っ先に小母さんの墓前にて報告した。小母さんは函館の東本願寺別院の船見支院の廟に祀られている。

それにしても小母さんの面目躍如となるには、もう少し後の私が中学生になってからのことである。

餓鬼大将からのいじめ

さて、小学校時代の思い出として、もう一つ記しておきたいのが、下田秀夫さんのことである。一九四七年、六年竹組での話である。ある日、クラスの餓鬼大将から、帯津と会話を交わすことまかり成らぬというお触れが出た。理由はわからないが、今でいういじめである。しかし、今のいじめと違って陰湿さはない。それが証拠にいじめられている私が大して堪えていなかった。誰も話しかけてこないといって登校が嫌になったり、それこそ小母さんに訴えたりしないのである。

お触れが出た翌日、下田秀夫さんが話しかけて来た。

「俺はお前の味方だからな。何でも話してくれていいよ…」

と言う。彼は私と同じように小柄で、色白でぽっちゃりした少年だった。嬉しいには違いないが、今度は彼がいじめの対象になるのではないかと心配したのだが、そのような事はなかったようだ。それどころか、やがて餓鬼大将自身が話しかけて来て、お触れはあっという間に雲散霧消《うんさんむしょう》してしまったのである。何とものどかないじめではないか。

それからおよそ七〇年ほど経った中学の同窓会。近くにひときわハンサムな男が座っている。

「失礼ですが、何方で？…」

「下田です。下田秀夫です…」

「えっ！　あの下田君？」

あの丸ぽちゃの少年がこんなにハンサムになるとは。

二〜三日後、一献どうですかと手紙を出すと、体調がいま一つな上に、あなたとは身分が違うからと言って、断って来た。

映画少年となった
中学生時代

医師を目指すと決めた訳と勉強の意欲をかき立ててくれた恩師との出会い

映画の復興と映画への目覚め

終戦後は、窮乏をきわめたが、二、三年経つと生活物資も少しずつ出回り始めていた。まずはコロッケである。肉屋さんや乾物屋さんの店頭にコロッケが現われた。なかには商店ではなく、ごく普通の仕舞屋《しもたや》の玄関先にも。

これらのコロッケはそれぞれの店頭で作られるので形も大きさもさまざまであり、何処其処のが旨いと評判になると行列ができた。コロッケに少し遅れて登場するのがメンチカツ。いちばんの評判は近くのT肉店で、行列ができていた。いつもは小母さんが買いに行っていたが、時々、私が小母さんの代わりに並んだものである。

そしてこの時代、特記すべきは映画の復興だ。私が足繁く通った近くの映画館の正式な名称は憶えていないが、私たちはそこを「東宝」と呼んでいたように思う。まさに、映画少年の目覚めである。いつも夕飯が済んでから出かけて行って夜の部を観る。中学生の分際で夜の映画館に居るというのはあまり誉められた事ではないので、父親は苦々しく思っていたらしい。面と向かって小言を言うわけではないが、たいてい機嫌は良くない。夜が更けて帰宅する時には鍵がかかっていて、家族は皆寝てしまっている。戸を優しく叩くと、小母さんが、これまた音を立てずにそっと開けてくれるのである。

気に入った映画は次の日ももう一度観たくなる。しかし、いくら太っ腹な母親にでも、同じ映画を観るための代金をくれとはとても言いにくい。そこで小母さんにねだると、にこにこしながら出してくれるのである。小母さんにはこのように粋なところがあるのだ。また、小母さんは本が好きで、私が火鉢に寄り添うようにして、いま買って来たばかりの本を読んでいるのを嬉しそうに見ていたものだ。

その頃はまだ本屋さんの店頭にも本は僅かしかなく、戦後初めて私が買ったのは、『むっつり右門捕物帳』と『銭形平次捕物控』の二冊だった。新潮社から出た世界文学全集を池袋の新栄堂書店に並んで買ったのが高校時代なのだから、当時はいかに本が払底《ふってい》していたかがわかるというものである。

そしてこの頃の思い出の映画はというと、『青い山脈』、『野良犬』、『山のかなたに』の三本である。

洋画はまだほとんど入って来てはいない。わずかに記憶があるのはアメリカ映画『大平原』だけだった。

肝心の勉強についてはどうかというと、勉強の意欲をかき立ててくれる場に身を置くことが出来た事が、私の将来にとって望外の幸いであった。いま思い出しても嬉しさが込み上げて来る。

恩師との出会い

場所は川越の古い街の中心にある曹洞宗のお寺さん長喜院《ちょうきいん》である。ここの本堂のご本尊さんに向かって右の隅に小さな和室があり、恩田和也さんという大学生が住んでいた。実家もごく近くにあるところをみると、しっかり勉強しようと云う事で借りたのではないだろうか。経緯は忘れたが、中学二年生の秋口の頃、その恩田さんが中学生を相手に学習塾のようなものを始めたのである。メンバーは、我が富士見中学校の友人である伊藤邦輔君と栗原宏治君そして私を含めた数人であった。

恩田さんは文武両道の達人で、大学の柔道部で正選手として活躍していた上に、空手道にも励んでいた。われわれにも、勉強の合間を縫って本堂で空手の稽古をつけてくれた。当時、私は柔道の町道場にも通っていたが、のちに大学で空手部に入ったのは、柔道はでかい奴にはかなわないとつくづく身に沁みたのも然る事ながら、この本堂での稽古の楽しさが引き金になったことは否めない。

高校の入学試験として、所謂《いわゆる》アチーブメント・テストが採用されるようになったのがこの頃である。恩田さんがどこからか購入してくる出来合いのテスト問題を使用して、中学校での模擬テストに先んじて洗礼を受ける事になった。よほど性に合っていたのか、私は初めからこのテストが好きだった。それだけに成績も良い。その効果もあって、三年生になって間もなく、恩田さんの大学で行われた高校入試の模擬テストを受けたところ、何百人という受験生の中で一二番の栄誉に輝いた。これが後の自信に繋がったのではないだろうか。

それから間もなくして、富士見中学校でも模擬テストがあった。ここでは全校で一番の栄誉となった。殆んどの人がアチーブメント・テストは初体験なのに、私の方は相当の経験を積んでいたのだから、ある意味では当然の結果だったのだが、その栄誉のおかげで、私はスターダムにのし上がったのである。恩田さんの薦めで都立小石川高校に入学することになったことも以降の私の進路に有利に働いたに違いない。

ところで私は朝型である。高校受験のための受験勉強はもっぱら早朝。そのために夕飯が済むや否や床に就いてしまうのである。これを知った小母さんが、夕食にコップ一杯の赤玉ポートワインをつけてくれるのには驚いた。それを見ても何も言わない両親も両親だ。いずれにしても私の酒好きの萌芽がここにある。

なぜ医師を目指したのか

私が漠然とではあるが、医師を目指すようになったのも中学時代である。お店でお客さんの相手をする両親を見ていて、私にはこの仕事は向いていないなと感じたのである。母親は天性の商人。お店は年中無休。朝から晩まで嬉嬉としてお客さんの相手をしている。一方、父親はそうではない。商人というよりも職人気質なのだ。もともと人と話すのが苦手なので、お客さんを相手にしていてもどことなくぎこちない。そうした両親を見比べていて、私も父親似で話下手であると自覚したのである。したがってこの店を継ぐのは無理だ。他の仕事を探そう。できれば人と話さないで済む仕事だ。私の周囲で人と話さない仕事をしている人を思い出してみた。いた、いた、二人も居たのである。

一人は時々私や弟が熱を出した時に往診に来てくれる内科のお医者さん。枕元に黙って座ると、カバンから聴診器を取り出して、前胸部を聴診、次いで腹部の触診が終わると、「うん！」と言って立ち上がって帰っていくのである。この間終始無言で、発声はうんの一言だけである。

もう一人は、私の生家から数十メートルの近くにある耳鼻科のお医者さん。当時は食べ物が十分ではないためか、子供達はよく風邪を引いていた。高熱など伴わない比較的軽症の時は、母親がなにがしかの金銭をくれて耳鼻科の先生のところに行くように指示する。一人で出かけて行って畳敷きで火鉢のある待合室で待つことしばし、やがて名前を呼ばれて診察室に入ると、いきなり大きな看板に「先生に話しかけないで下さい」と書かれている。現在こんな看板が現われたら、さぞかしメディアに叩かれるだろうが、その頃は何の不思議もなく受け入れられていたのだろう。

いずれにしても話下手の私は、将来は医者になろうと心に決めたのだ。しかし、これは一時思っただけで、あとで思い出したのは、一度だけだった。それは中学三年生の時の社会科の教科書に載っていた、青空を背景にしてそびえる聖路加病院の写真を見た時だ。カラー写真ではなかったような気がするが、青空を感じさせる写真だった。こんな処で仕事が出来たら良いだろうなとつくづく思った次第で、あとはまた医者になろうなんて考えは浮かんで来なかった。

成り行きで受験した東京大学と挫折

では、実際に医学部に進んだ経緯はどうだったのかと云えば、進学した都立小石川高校は男子生徒三百名と女子生徒百名から成り、男子生徒の二人に一人は東大を受験する。そこで私もなんとなく成り行きで東大を受ける事にした。東大の教養学部は文科I類、文科II類、理科I類、理科II類の四科に分かれていて、医学部を目指す者は、まず理科II類に合格した上で、二年後の医学部進学試験に合格しなければならない。

願書を提出する間際になって、かつて医師になろうと思った事を思い出した。そこで理科II類に提出したのだが、ここでは迷いはなかった。提出してすましていたところ、担任の竹松宏章先生から職員室に呼び出された。

「君は東大しか受けないようだが、試験というものは水物だ。もう一つ別の大学も受けておいた方がいいのではないか」

なんと答えたかは憶えていないが、なんとなく面倒なので、もう一ヶ所に願書を出すことはしなかった。

幸いに合格して、二年後の進学試験に備えなければならないのに、人並みに酒や麻雀を楽しんでいたところを見ると、本気度はいま一つだったのかもしれない。見事に落第。初めての貴重なる挫折である。

落第した場合は空いているところであれば第二志望として進学できた。このとき敢えて医者にならなくてもいいなと思い、心理学でもやるかということで、文学部の心理学科に行ってみた。ところが第一志望の人でいっぱいで第二志望の人を受け入れる余地は無いという。ただ受付の人が親切にも、教育学部の教育心理学科なら空きがありますよと教えてくれたので、さっそく教育心理学科を訪れて進学手続を済ませたのである。ふと見ると受付の前の壁に、卒業生目当ての求人広告が何枚か貼ってある。そのほとんどが出版社であった。そうか、俺はいずれ出版社に就職することになるのかと妙に納得した。この時もさして迷いはなかった。それどころかクラスメイトに女性が多いのが気に入った。

ところが進学して三ヶ月ほどした七月のある日、実修のために大学近くの某有名幼稚園を訪れた。幼児に語りかける実修だったのだが、語りかけているうちに空しくなってきたのである。大学への帰路、突然、やはり医学部に進もう、そのための進学試験に再度挑戦しようという気持ちが湧いて来た。矢も楯もたまらず、その日のうちに退学届を提出してしまった。進学試験に再度挑戦する為には一旦退学しなければならないのであるが、願書を出す直前に退学すればいいのであって、こんなに早くから退学しなくても良いのである。直情径行《けいこう》とはこのことか。

受験勉強に邁進《まいしん》すべく、近くの元産婦人科医院の一室を、母親に頼んで借りてもらったのだが、まもなく早々と退学届を出したことを後悔することになる。世間は私のことを東大生として扱ってくれるのに、実際には天下の浪人であることに一抹の寂しさを感じたのだ。しかし、もう後には引けないとばかりに勉強に励んで、合格の栄冠を獲得したというわけであった。

そう、それから、私が生まれた川越は保守的な街であるといわれている。たとえば、中学を卒業以来、川越に住み続けている同級生が少なくないのである。現在でも五人の仲良しグループが三ヶ月に一度の割合で当時を懐かしみ、酒を酌み交わしている。

自由な校風と
個性的な先生

怒涛の如く押し寄せる洋画に翻弄された都立小石川高校時代

都立高校全盛期

私が都立小石川高校に越境入学を果たしたのは、前に述べたように、恩田和也さんのすすめによるものであるが、何人かの越境組がいたからであって、私一人だったら多分行かなかったろう。その仲間とは伊藤邦輔（戸山高校）、小宮光三郎（新宿高校）、幕内敬（小石川高）の三人である。

当時は都立高校の全盛時代。日比谷高校を筆頭に、戸山、小石川、新宿、西といった都立高校が鎬《しのぎ》を削っていた。私が小石川高校を選んだのは川越から通学するのに比較的近いということが最大の理由であった。戦災で本来の文京区駕籠《かご》町を焼け出されて同じく文京区の同心町に間借りをしていたのである。

通学は東上線で池袋へ、十七番の都電で同心町までという、およそ一時間二十分の行程であった。細い道路を挟んで隣りが文京区役所で、一つ先の停留所に女子高の名門竹早高校があった。

校風は至って自由、先生方も個性的な方が多かった。記憶に残っているのは、まず校長の沢登哲一先生。毬栗頭《いがぐりあたま》で、軍隊からの放出物資とおぼしきカーキ色の布製雑嚢《ざつのう》を肩にかけて大股に歩いていた。一年生の一学期の終業式での訓話を

「では諸君！　また逢う日まで！」

と結んだのには肝を潰したものである。今井正監督、岡田英次、久我美子主演の映画『また逢う日まで』（一九五〇）が好評を博したばかりだったからである。

それから、英語の小島信夫先生。後の芥川賞作家である。教材はサマセット・モームの『コスモポリタンズ』。故郷を捨てて異郷に生きる人々の物語である。テキストブックを鷲掴《わしづか》みにして教壇に登ると、挨拶もそこそこに、一節ずつ読んでは訳し、読んでは訳しと続けていく。私たちに質問を投げ掛けることは一切ない。およそ受験に役立つような授業ではないのだが、それでもこの授業がいちばん好きだった。『コスモポリタンズ』の内容がよい上に、小島先生の訳が淡淡としていながら詩情豊かな名

訳なのである。

一方、受験英語となると新貢治先生だ。学生時代、柔道部で鳴らしたとあって、大柄で大声である。英文法について、あるいは英文解釈について、事細かに教えられた。おかげで英文法が好きになり、新先生出題の平均点が二五点という難解な試験にだんトツの七五点を取って、いたく誉められたことがあった。

怒涛の如く押し寄せる洋画

余暇はというと、サッカー部や柔道部もあったが一切見向きもせず、池袋駅周辺の映画街で怒涛の如く押し寄せて来る洋画群に翻弄されていた。当時観た映画の中でも鮮烈な記憶に残る作品を思いつくままに挙げておこう。

マーヴィン・ルロイ監督の『哀愁』(一九四九)。ヴィヴィアンリーとロバート・テイラーの悲恋物語で、二人が初めて出会うウォータールー橋がもう一つの主役だ。

随分と後の話しだが、一九九六年にスピリチュアル・ヒーリング研修でロンドンを初めて訪れたとき、私の願いはヴィヴィアン・リーのような美人に出会うことと、ウォータールー橋を自分の足で歩いてみることであった。ロンドンではついぞヴィヴィアン・リーのような美人に出会うことはなかった。彼女とは似ても似つかぬ身体も大柄なら顔も大きい女性ばかりなのである。さらにウォータールー橋を訪ねてみると、あの映画に出てくる鉄橋ではなくコンクリートの平板な橋になってしまっているではないか。古い鉄橋はアメリカはテキサスの金持ちが買って持ち帰ったという。いま頃はテキサスの何処かに鎮座ましましていることだろう。

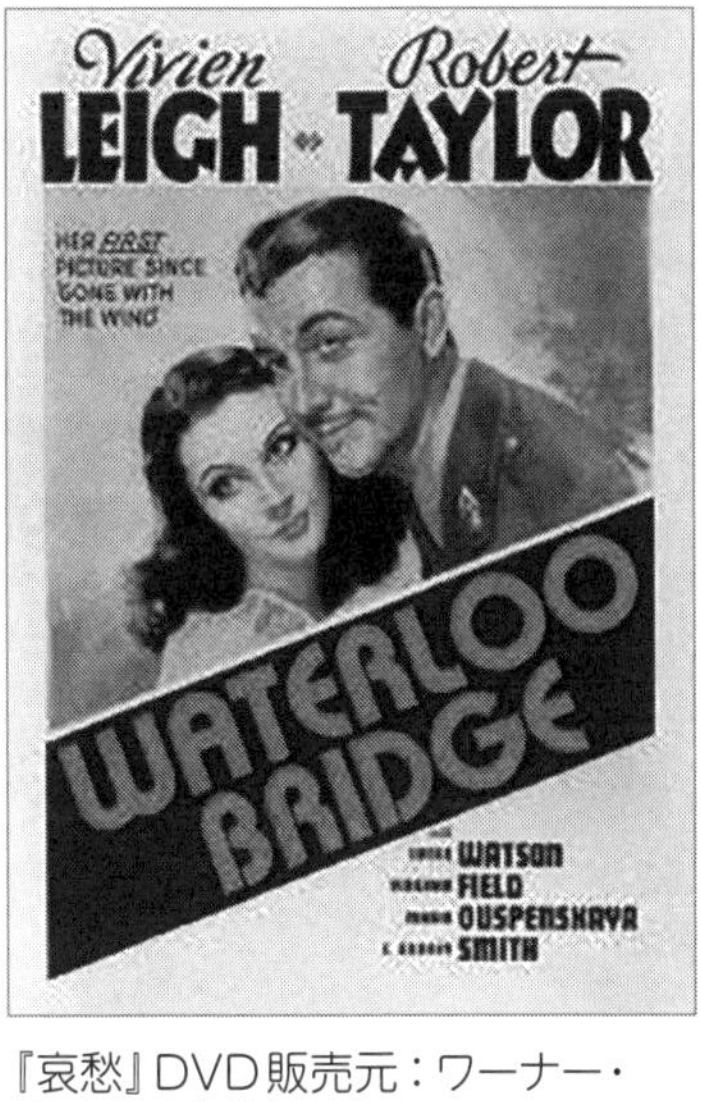

『哀愁』DVD販売元：ワーナー・ホーム・ビデオ

そして、同じくマーヴィン・ルロイ監督の『若草物語』（一九四九）。アメリカ北東部の小さな町で慎ましく暮らす中流家庭の四姉妹がさまざまな経験を経て成長していく過程を描いている。その四姉妹は、上からジャネット・リー、ジューン・アリスン、エリザベス・テイラー、マーガレット・オブライエン。

四女の名前がベス〔注・一九四九年の映画『若草物語』は三女と四女が原作と逆〕。

一九九七年にサンフランシスコ州立大学附属「ホリスティック医学研究所」を訪問し

たとき、最初に挨拶をされた教授が美人さんのメアリー・ベス・ラブ。ここで若草物語が鮮やかに蘇った。また、二女のジューン・アリスンの恋人として登場するのがピーター・ローフォード。のちにケネディ大統領の妹さんと結婚する。

秋の運動会の予行演習を友人と二人でサボり、池袋の東口の映画館へ観に行ったのが、上映時間四時間の大作『風と共に去りぬ』(一九五二)。監督はヴィクター・フレミング。主演はクラーク・ゲーブル、ヴィヴィアン・リー、レスリー・ハワード。

こういうことを臆することなくできるのが、私たちが誇りとする都立小石川高校の自由度だ。ところが世の中はそれほど甘くはない。終って出てきたところを補導の刑事さんに捕まり、街路樹の下に連れていかれて、こんこんと説教された。

「ところで、君達は三年生ではないか。大学はどこを受けるのかね……」

「はい。……東大を受けるつもりです」

「えっ?! 東大？」

刑事さんは急に態度を軟化させ、釈放された次第である。

『第三の男』(一九五二)。監督はキャロル・リード。原作はグレアム・グリーン。主演はジョセフ・コットン。オーソン・ウェルズ。アリダ・ヴァリ。第二次大戦後のウィーンの街を舞台に繰り広げられるサスペンスの傑作。主役の三人がこの上ない填《はま》り役な上、国際警察の一員を演ずるトレバー・ハワードもいい。

それにラストシーンがいい。中央墓地の冬枯れの並木道をアリダ・ヴァリが一人歩いて来る。道端の荷馬車に凭れるようにして彼女を待つジョセフ・コットン。その前を正面を見つめたまま彼のほうを一顧だにせず通りすぎていくアリダ・ヴァリ。このシーンだけでアリダ・ヴァリに惚れ込んでしまった。

グレアム・グリーンの原作にしたがえば、アリダ・ヴァリがジョセフ・コットンに寄り添うようにして歩き、彼の腕に手を通すはずだったのを、監督のキャロル・リードがグレアム・グリーンに頼み込んで、あのようなラスト・シーンに変えたという。どちらもどちら、なんとも微笑ましい話ではないか。

『シェーン』（一九五三）。父親がヴァン・ヘフリン、母親がジーン・アーサー、一人息子がブランドン・デ・ワイルドという開拓者一家と流れ者のガンマンであるアラン・ラッドとの心のふれあいを中心にした西部劇である。監督はジョージ・スティーブンス。他の作品に、モンゴメリー・クリフトとエリザベス・テイラー共演の悲劇『陽のあたる場所』やジェームズ・ディーンの遺作『ジャイアンツ』がある。

音楽はヴィクター・ヤング。主題歌の「遙かなる山の呼び声」が大ヒットした。また、殺し屋のジャック・パランスを倒し一人荒野を去って行くアラン・ラッドの背に向かって、少年が「シェーン！　カムバック」と叫ぶラストシーンも出色のできばえである。

『紳士は金髪がお好き』（一九五三）。なんと西部劇の傑作『リオ・ブラボー』のハワード・ホークスが監督するミュージカル・コメディである。主演はマリリン・モンローとジェーン・ラッセル。そのセックスアピールで一世を風靡したマリリン・モンローの人気を不動のものにした作品といわれ、二人が主役といっても、本当の主役はマリリン・モンローという感じの作品だった。だが、私としてはジェーン・ラッセルのほうに色気を感じていた。大学生になってから、しばらくジェーン・ラッセルのブロマイドが私の机の上に額入りで鎮座している時期があった筈だ。

『黄色いリボン』（一九五一）。『リオ・グランデの砦《とりで》』（一九五一）。どちらもジョン・フォード監督、ジョン・ウェイン主演のコンビが描く騎兵隊の物語である。

なぜ黄色いリボンなのか。シーウォーア・イエローリボン（She Wore a Yellow Ribbon）と軽快なリズムで始まる歌の意味は、

あの娘の頭の黄色いリボン
結ぶは九月と五月の頃
なぜに黄色いリボンとたずねれば
遠くの恋人のためだとさ。

そう、もともと英国では黄色は「身を守るための色」とされていた。これがアメリカに渡ると、女性が黄色いリボンをつけて愛する人の戦場での無事を祈るようになり、やがて〝恋の印〟となった、という。黄色いリボンをつけるのは若きヒロインであるジョーン・ドルー。きびきびした立居振舞が好い。

しかし、ヒロイン役となると、なんといっても『リオ・グランデの砦』のモーリン・オハラだ。若い騎兵隊員の母親として登場するが、天性の性的魅力を深い知性で包み込んだすばらしい女性だ。一遍で好きになってしまった。

これは私が病院を開設してからなので、一九八〇年代以降のことだが、あるとき、

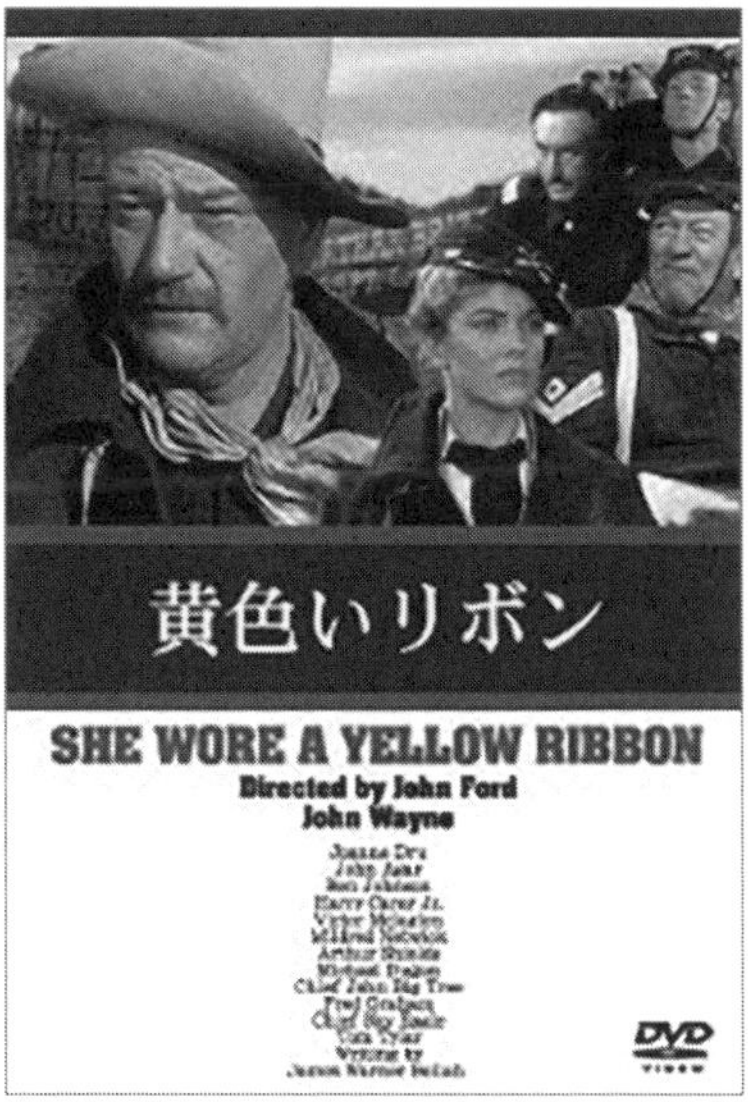

『黄色いリボン』DVD販売元：
㈱オルスタックピクチャーズ

とある月刊誌の取材で、医者から作家に転身し、『ぼくが医者をやめた理由』を書いた永井明さんが訪ねて来たことがある。丸一日取材を受けた。その後送られてきたゲラに、私のことを「孤独なる荒野のガンマン」と書いてくれていた。正直うれしかった。大好きだったマカロニウエスタン映画の主役、クリント・イーストウッドになったような気がしたからである。

それで、『荒野のガンマン』なる映画を観たくなったが、すぐに気付いた。マカロニウエスタンのクリント・イーストウッドといえば、『荒野の用心棒』と『夕陽のガンマン』である。『荒野のガンマン』など聞いたことがない。でも、ひょっとしてあるかもしれないと思って、調べてみた。

すると、あるにはあった。しかしマカロニウエスタンでもなければクリントイーストウッドでもない。歴《れっき》としたアメリカ映画である。『荒野のガンマン』(一九六二)。監督は鬼才サム・ペキンパー。主演はモーリン・オハラ。ブライアン・キース。

さっそくＤＶＤを買い求めた。そして何よりもモーリン・オハラの色気に圧倒された。彼女は一九二〇年生まれ、四〇歳になるかならぬかの頃の出演である。まさに四〇代女の色気というべきか。それからというもの、好きな女優さんはと問われると、一番がモーリン・オハラ、二番がアリダ・ヴァリと答えている。
ここで映画少年の追憶に一旦終止符を打つ。

個性豊かな先生たち

終戦から六年。物資も少しずつ出回りはじめていたが、高校時代の昼食はほとんどが弁当持参であった。わが家の弁当は名にし負うハイカラな小母さんの作である。子供の目から見てもなかなか洒落《しゃれ》ている。前の席の小野章一君が私の弁当を覗き込んで、「お前の家は料理屋か？」と問うたこともあった。なかにはお弁当箱に米飯だけつめたのを持参して、校内の売店で買ったコロッケを副食にしたり、すぐ近くの小さな食堂でカレーをかけてもらって食べる仲間もいた。

弁当を持参せず、近くで外食をすることもときにはあった。学生たちがもっぱら利用していたのが、電車通りを隔てた向かい側にあったお蕎麦屋さんの「紅葉《もみじ》」か、学校の小路を隔てた隣にあった文京区役所の地下食堂であった。「紅葉」では何を食べていたか記憶が定かではないが、区役所の食堂ではもっぱらピラフを食べていたようだ。このようなことでも一切が自由主義というか放任主義の学校であった。叱られたことはなかったし、仲間が叱られるのを見たこともなかった。

また、本屋さんといえば、池袋駅東口の都電の停留所の前にあった「新栄堂」さんがもっぱらで、学校の前から都電に乗れば神保町もわずかなのに、滅多に行くことはなかった。この神保町方面に行くのが⑰番の都電で、春日町で右折せず、まっすぐ厩橋《うまやばし》方面に行くのが⑯番の都電。こちらも滅多なことでは乗らなかったが、一度、本郷三丁目の交叉点に立ったとき、デジャビュ（déjà vu。既視感）に襲われたことがあり、わが前世は東大生であったかと一瞬胸を横切るものがあった。だが、平生は将来、いずれの大学に行って、こういう職業に就くとかいう将来像を描いたこともついぞなかったし、そのために勉強をしなければという切迫した気持ちはまったくなかった。

興味の一番は言うまでもなく映画。それでも毎日の授業は好きだった。学科による好き嫌いというものもなく、個性豊かな先生たちの授業が純粋に好きだったのである。たとえば、英語の新先生、小島先生、山崎先生、国語の南澤先生に竹松先生。数学の三和先生、三橋先生、橋本先生。化学の重松先生、世界史の大野先生、美術の大勝先生、体育の藤平先生などなどである。

自分の前途が周囲から嘱望されているとも思わなかったので、焦ったり卑下したりすることはなかったが、優秀な友人たちに讃嘆《さんたん》の念を禁じ得ないことは無きにしもあらずだった。だから、三年生になって間もなく大学入試のための模擬試験が行われ、その結果が廊下に張り出されたとき、私が全校で四番に入っていたのには心底驚いた。模擬試験は二〜三回行われたような気がするが、受験のための補習授業のようなものは一切なかった。じつに良い高校時代であった。昭和三〇年代前半の史上最強の時代の到来を予感させるように、いつも空は青く、さわやかな風が吹いていた。

　そして、いまでも頻繁に親しく付き合っているのが、小野章一さんと寺門克さん、そして二〜三名の女性陣である。

東京大学合格

酒の洗礼を受けた東京大学教養学部時代

合格発表

大学受験については、担任の竹松宏章先生にご心配をおかけしたが、東大の理科II類だけしか受けなかった。決して自信があったわけではないが、生来の懶《ものぐさ》の為せるところなのだ。

試験が済んでも可もなければ不可もなし、首尾については見当もつかない。まして的中の予感などまるでないのである。試験から発表までのおよそ三週間をどのような気持ちで過したのか、これまた何の記憶もない。

合格発表は駒場の東大教養学部の構内に貼り出される。そのことがわかると、小母さんも一緒に行きたいという。近くに小母さんの兄一家が住んでいるので、良ちゃんの発表を見がてら兄の家を久しぶりに訪ねたいというので、小学校に上がったばかりの末弟も連れて出かけることになった。まるで物見遊山である。まるで緊張感がない。しかも、普通であればまず発表を見て、それからお兄さんの家を訪ねると思うのだが、まずはお兄さんの家へ行くことになった。久闊《きゅうかつ》を叙《じょ》した後、私一人で発表を見に行こうとしたところ、折しもお彼岸の中日である。お兄さんも墓参を予定していたので、良ちゃんと一緒に発表を見て、その足でお寺さんに廻りたいといって、私にも序《つい》でに墓参も付き合ってほしいという。

ということで、墓参用の手桶を下げたお兄さんと二人で東大教養学部の構内へ向かった。合格者の姓名が書かれた丈のある大きな看板の前は黒山のような人集《ひとだか》りである。二人して見上げるようにして、わが姓名を探し求める。

「あ！　あった！」

「あ！　あった！」

と二人して同時に叫んで一件落着。それから墓参を済ませて帰宅した。一息入れたあと、お兄さん一家の誰彼と私達で銀座に出て食事会となった。とんだ合格発表の日となったのではあるが、私自身、感涙にむせんだのだろうか。むせんだとしたらどの時点で？　思い出そうとしてもまったく記憶がないのである。

駒場の東大教養学部

入学して教養学部の二年間は、川越市の自宅から駒場の東大教養学部まで通い通した。川越市駅から東上線で池袋へ。池袋から山手線で渋谷へ、渋谷から井の頭線で東大前へという行程である。片道およそ一時間半。さして遠いとも思わず、下宿をするという発想はなかった。

晴れて大学生に。嬉しくないわけはない。人並みに角帽を被ってはみたものの、童顔に角帽がなんとも面映いので、比較的早い時期に止めてしまった。しかし、医学部だけは二年後に進学試験が控えている。それも七倍強という難関である。大学生活にあまりに現《うつつ》を抜かしているわけにはいかなかった。

医学部以外を目指している学生は教養学部での成績で進路が決まるとしても、大いに青春を謳歌している。彼らとも同級生として程よく付き合わなければならない。まさに硬軟自在の生活で、一八歳の青年にはかなり荷が重いはずだが、本人は一向に苦にならない。

まずは酒。高校時代はさすがに酒は飲まなかった。学校からの帰路、映画館には入っても居酒屋さんに入るということはなかった。運動会や文化祭の後で酒に手を染めるという話もよく聞いてはいたが、その仲間に入ることは一度もなかった。

ところが大学生となるといきなり酒の洗礼を受けることになる。まずはクラス（理科Ⅱ類7B）の顔合わせのコンパである。コンパとはコンパニーの略で、学生などが費用を出しあって催す懇親会のことを言うようだ。東大前駅から踏切を越えて階段を降りたところにある広い居酒屋風のお店が会場だ。酒の味はまったくわからないが、自分が結構飲めることがわかる。決して弱くはない。酒好きの親父の血を引いているのだから当然である。

何回かコンパを重ねると、誰が酒好きか自ずとわかって来るのだが、一番の飲み手は階久雄さんだった。下校途中、彼に誘われて渋谷駅前の広場に出る立ち飲みの屋台に行った。当時飲んでいたのは、梅割りとか葡萄《ぶどう》割りといって、それぞれの色素を一滴入れて色のついた焼酎のコップ酒である。それから時々、この屋台に立ち寄ることになった。

彼と飲んでいて何度か終電を逃がしたが、まだその頃はタクシーに乗る才覚はなかったので、よく彼の実家に泊めてもらった。実家はＪＲ中央線の阿佐谷駅の近くの美容院。翌朝、やさしいお母上が朝飯を用意してくれるのがありがたかった。この頃はまだ二日酔いになるほどの飲み方はしなかったようだ。

麻雀の洗礼を受けたのもこの頃である。いつどこでどのようにして手解きを受けたか、まるで憶えていないのだが、東大前駅の近くの雀荘に時々行っていた。どんなメンバーだったのか、よく憶えていないが、神里達平さんに一目置いていたところをみると、彼との手合せが多かったことは推察できる。しかし麻雀に夢中になるのは医学部に進んでからだったので、この頃はまだ立場上控え目にやっていたに違いない。

映画への情熱

さて、本業ともいうべき映画少年の方はどうか。情熱は衰えてはいなかったが、映画に打ち込む一本気さということになると高校時代の後塵《こうじん》を拝していたのではないだろうか。

この頃の思い出の映画というと、まずは、『ローマの休日』（一九五四）。監督はウイリアム・ワイラー。主演はグレゴリー・ペックとオードリー・ヘップバーン。

ウイリアム・ワイラーは『嵐が丘』、『大いなる西部』、『ベン・ハー』などを生んだ名監督、グレゴリー・ペックも好きな男優の一人だった。殊に『キリマンジャロの雪』、『大いなる西部』、『ナバロンの要塞』、『アラベスク』といったところか。そしてなんといってもオードリー・ヘップバーンだ。デビュー作品でいきなりアカデミー主演女優賞をとりヘップバーン旋風を巻き起こした。観客をスクリーン上の世界に一気に没入させる、きわめて魅力的な作品であった。

『帰らざる河』(一九五四)。監督はオットー・プレミンジャー。主演はロバート・ミッチャムとマリリン・モンロー。ノーリターン、ノーリターンと歌うマリリン・モンローの甘い歌声がいい。

『旅情』(一九五五)。監督はデヴィッド・リーン。主演はキャサリン・ヘップバーン。ロッサノ・ブラッツィ。原題名はサマータイム(Summertime)。邦題を『旅情』としたのは何方《どなた》の意図か。

深夜のホテルのロビーで踊るキャサリンの細く引き締まった足首に目を奪われた。

そして、小股が切れ上がるとはこのことをいうのだなと思ったのである。

それから後年、人間の本性とは何かを考えようとした時、人間は虚空からの孤独なる旅人であるという前提からスタートした。そして、旅人は旅情を抱いて生きていると考えた時に、この映画を思い出した。この映画のシーンをあれこれと思い出していると、旅情とは喜びと悲しみ、ときめきと寂しさなどの感情が錯綜《さくそう》した、しみじみとした旅の想いであり、その根底には悲しみが横たわっているということに気づく。だから人間の本性は生きる悲しみであると思うに至った。というようなわけで、『旅情』は忘れられない映画なのである。

医学部進学試験を受け、合否の発表を待つ間に観た映画が、忘れもしない『エデンの東』(一九五五)。監督はエリア・カザン。主演はジェームズ・ディーンとジュリー・ハリス。

エリア・カザンは戦後のアメリカ映画を代表する監督で、『波止場』、『欲望という名の電車』、『革命児サパタ』、『草原の輝き』などの作品がある。

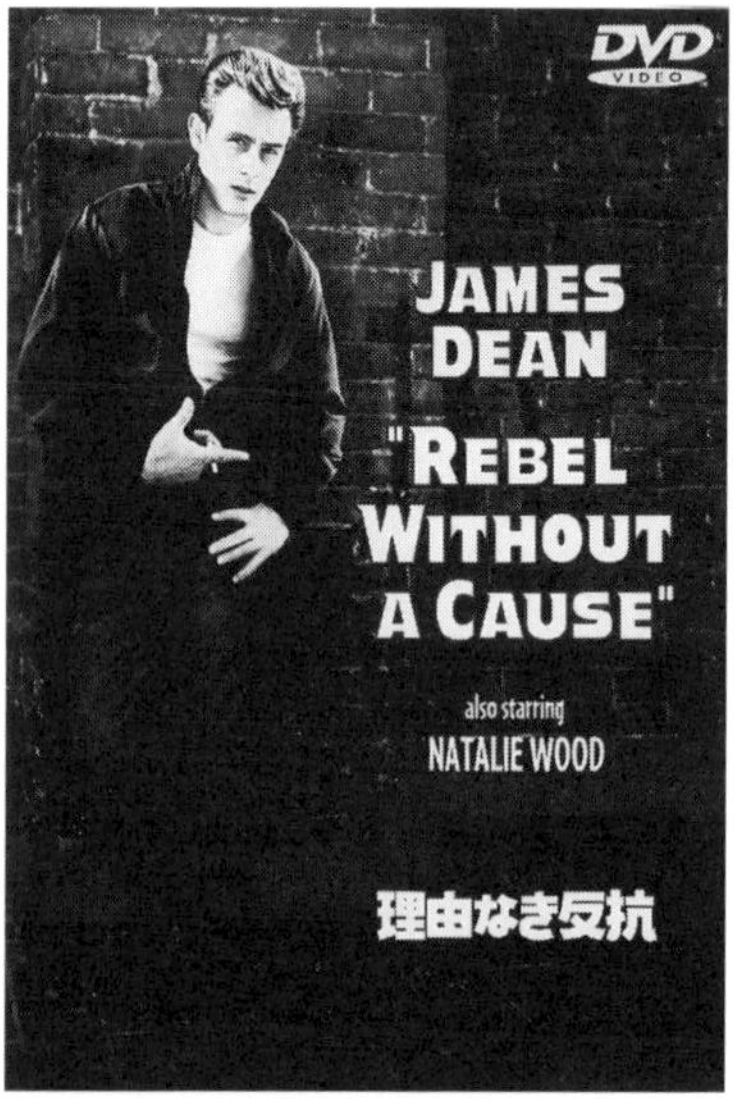

『理由なき反抗』DVD販売元：
ワーナー・ホーム・ビデオ

ジェームズ・ディーンはこれが初めての映画主演。この演技によって一躍スターの座に躍り出て、次の『理由なき反抗』で同世代の青年たちに熱狂的に迎えられた。その人気は並大抵のものではなかったが、第三作目の『ジャイアンツ』の撮影後に交通事故のため24歳の若さで逝去。

ジュリー・ハリスは映画の実績はそれほどなかったが、舞台やテレビで活躍した楚楚《そそ》とした女性だ。

進学試験は見事に失敗。初めての挫折を味わうことになる。この挫折こそ、わが人間形成に与《あずか》るところ大なものがあったと感謝している。そして、これは前述したところであるが、再挑戦するためには一旦退学しなければならない。願書を出す直前でよいのに、直情径行、早々と退学してしまったばかりに、いささか暗い八ヶ月間を過ごすことになる。このとき観た映画が、『知りすぎていた男』（一九五六）。監督は有名なアルフレッド・ヒッチコック。主演はジェームス・スチュアートとドリス・デイ。ドリス・デイが唱った「ケ・セラ・セラ」がアカデミー主題歌賞に。

浪人中ということもあって、少しも楽しめなかったが、はるか後年にリバイバル作品を観たときは大いに楽しめた。気持ちというものは恐ろしいものと実感。

ついに巨人ファンに

そして、最後にこの時代を語る上で忘れてならないのは、プロ野球読売ジャイアンツの長嶋茂雄さんだ。彼は一九三六年二月二〇日生まれの魚座。私は一九三六年二月一七日生まれの水瓶座。同級生なのである。とはいっても机を並べたことはない。彼は千葉県出身で私は埼玉県出身。高校も大学も異なるからだ。

一九五四年、彼は立教大学に、私は東京大学に入学。これだけなら何の関係もない。彼は野球部に入り、あれよあれよという間にスターダムにのし上がり、砂押監督の下、杉浦投手、本屋敷遊撃手らとともに立教の黄金時代を築いたのである。

六大学野球は現在よりも遥かに人気が高かった。早稲田の岡本投手、慶應の大島投手といえば、子供でも知っている人気スターだった。私はといえば、大学野球自体にはそれほど関心がなかった。まだテレビはないし、神宮球場に足を運んだことも一度もない。しかし、ラジオと新聞は六大学野球を現在よりずっと大きく扱っていたから、いやでも耳に目に入ってくる。そのため、私でも、立教の、あるいは長嶋さんの動向には関心を持っていた。反面、東大のチームにはまるで関心がなかった。どんな選手がその頃活躍していたかまるで思い出せない。間違いなく、立教に、長嶋さんに心の中で声援を送っていたのである。

反対にプロ野球は大好きだった。最初は大下選手の青バット。それから西鉄ライオンズ。一番センター高倉、二番ショート豊田、三番サード中西、四番ライト大下、五番ファースト関口、六番セカンド仰木、七番キャッチャー和田、八番ピッチャー稲尾、九番レフト玉造。史上最強の打線だ。一九五八年、長嶋さんが卒業と同時に巨人に入団てからは、彼に終始同期として声援を送っていた。

そして、まもなくテレビの時代に。相変わらずの西鉄ファンで、アンチジャイアンツだったが、長嶋さんのきびきびしたプレイは大好きで、密かに声援を送り続けていた。やがて長嶋さんは一九七四年一〇月に現役を引退。私は引退式の一部始終をテレビで観て感動。長嶋さんはそのあとすぐに川上哲治監督の後任としてジャイアンツの監督に就任した。私が巨人ファンになるのはこの時からである。

この時代のクラスメートでいまもしばしば会う方が二人。一人は細田泰之さん。心臓外科の権威で順天堂大学教授を退官したあと、現在は私のクリニックの理事長をお願いしている。もう一人は神里達平さん。ＴＯＴＯ株式会社の研究所長を務めたあとは悠悠自適。現在は藤沢市に住む。毎年四月に私が藤沢駅近くの「朝日カルチャーセンター湘南」で講演するときはかならずやって来て、軽く杯を酌み交わすことになっている。麻雀の好敵手の友情は厚い。

酒に空手に麻雀に、青春を謳歌した東大医学部時代

愛読書だった『三四郎』の青春をたずねて

輝ける昭和三〇年代前半

私が医学部に進学したのは昭和三二年四月。大戦の痛手もようやく癒えて、人々の胸に希望の灯火《ともしび》が点《とも》りはじめた、そんな時代であった。老いも若きもその目差《まなざし》の先には明るい未来があった。私はいつの頃からか、この輝ける昭和三〇年代の前半を史上最強の時代と呼ぶようになる。

しかし、そもそもが、東京大学に、そして本郷界隈に憧憬の念を抱くようになったきっかけは夏目漱石の『三四郎』であった。いつの頃からか記憶は定かでないが、『三四郎』はまさに私の愛読書の一つであった。九州から上京した東大生の小川三四郎の青春がわが青春と重なって見えたにちがいない。となればヒロインの里見美禰子に対する慕情は如何許《いかばか》りかと思われるかもしれないが、それがそうでもないのである。知性と性的魅力の双方を備えた魅力ある女性として描かれてはいる。漱石はさすがだ。文豪は女性を描くのを苦手とする人が多いと思っていたが、どうしてどうして隅に置けない。それでも私が魅かれたのはあくまでも三四郎の青春であって、一人の女性ではなかったのである。

だから暇があると本郷界隈を一人で歩きまわった。とはいっても三四郎の足跡を忠実に追ったわけではない。三四郎の足跡としては田端、道灌山、染井の墓地、護国寺などが浮上して来る。こうしたいわゆる名所旧蹟はその頃からあまり興味がないのだ。私は私の足の赴くままに、私自身の足跡を造っていったような気がする。

たとえば、本郷三丁目の交叉点を右折して真砂町のあたりを歩き回ってから坂を下って後楽園球場に。たまたまファンの西鉄ライオンズの試合が始まっていたので入場券を買って右翼側の外野席へ。今となっては試合の経過などまるで憶えてはいない。ただライトの守備についていたのが田中久寿男選手であったのと、イニングが変わるときに、映画『ＯＫ牧場の決斗』の主題歌が球場いっぱいに鳴り響いていたことが記憶にあるぐらいである。

『ＯＫ牧場の決斗』（一九五七）。監督は西部劇で名高いジョン・スタージェス。ほかに『ブラボー砦の脱出』、『ガンヒルの決斗』そして『荒野の七人』など。

音楽はこれも名高いディミトリ・ティオムキン。ほかに『見知らぬ乗客』、『リオ・ブラボー』、『アラモ』、『真昼の決闘』『老人と海』など。

そして主演はワイアット・アープにバート・ランカスター、ドク・ホリディにカーク・ダグラスという布陣である。

一方、本郷三丁目の交叉点を左折すると、本郷警察署の前を右折してお茶の水駅周辺から神保町方面に。右折せず真っ直ぐ足を伸ばして上野広小路へ。あるいは農学部の手前の交叉点を右折して不忍池方面へ行ったり、左折して柳町を経て共同印刷方面に足を伸ばしたり、西片町を広田萇《ちょう》先生の面影を追いながらふらつくといった体たらくであった。

なかでも好きだったのは本郷三丁目の交叉点である。真砂町に向かって右側の角に交番、長い顎鬚《あごひげ》のおまわりさんが印象に残っている。左側の角が小間物屋の「兼安《かねやす》」さん。本郷も兼安までは江戸の内という句で親しまれ、三四郎と初対面の日に野々宮宗八さんが里見美禰子のためにリボンを買った店である。

反対側の上野広小路に向かって右側の角には三原堂と藤村という二軒のお菓子屋さん。左側の角には白い暖簾《のれん》のはためく小さな洋食屋さん。ここでは小さな海老フライと小さなハンバーグがライスといっしょに盛り付けられた定食をよく食べた。

昼食は原則として学内の学生食堂で摂ることにしていたが、学外で摂ることも決して少なくはなかった。さすがに三四郎がよく行ったという淀見軒や青木堂はすでになかったが、本郷三丁目の交叉点から赤門に至る途中にあったルオーとたむらにはよく行った。ルオーは喫茶店、たむらは洋食屋であったが、どちらもカレーライスが旨かった。

正門前には白十字というレストラン。私の知り合いのおでん屋さんの娘さんがここで働いているので、時に顔を出したが、天井が高く家具も大振りといった、大正時代的な雰囲気がどうしてもいまひとつ馴染めなかった。正門前といえば、もう一軒、本郷通りを少し入ったところに洋食屋さんがあり、ここの牡蠣《かき》フライが好きなのでよく訪れた。下宿の隣の部屋の住人である青年が「あの店の娘さんは帯津さんのことが好きみたいよ」と耳打ちしてくれてからは、余計に足繁く通ったものである。

森川町と西片《にしかた》町

下宿といえば、本郷に進学して、駒場よりもむしろ近距離になったのに下宿生活を始めたのは、本腰をすえて勉強をするためという大義名分はあるとしても、やはり三四郎の本郷に対する憧れがあったことが大きかった。

初めの二年間は正門前を少し入った森川町の下宿。老弁護士さんご夫婦のお住まいで、二階の四部屋にそれぞれ下宿人が入っていた。東側の奥に東大病院勤務の女医さん。その手前が私、さらにデザインの学校に通う娘さん。階段を挟んで西側の部屋が新聞記者さんと看護婦さんのご夫婦。いずれの部屋にも内鍵はない。トイレは一階のトイレを全員で共用と実にプライバシーに配慮のない生活だ。でも、当時はこれが普通

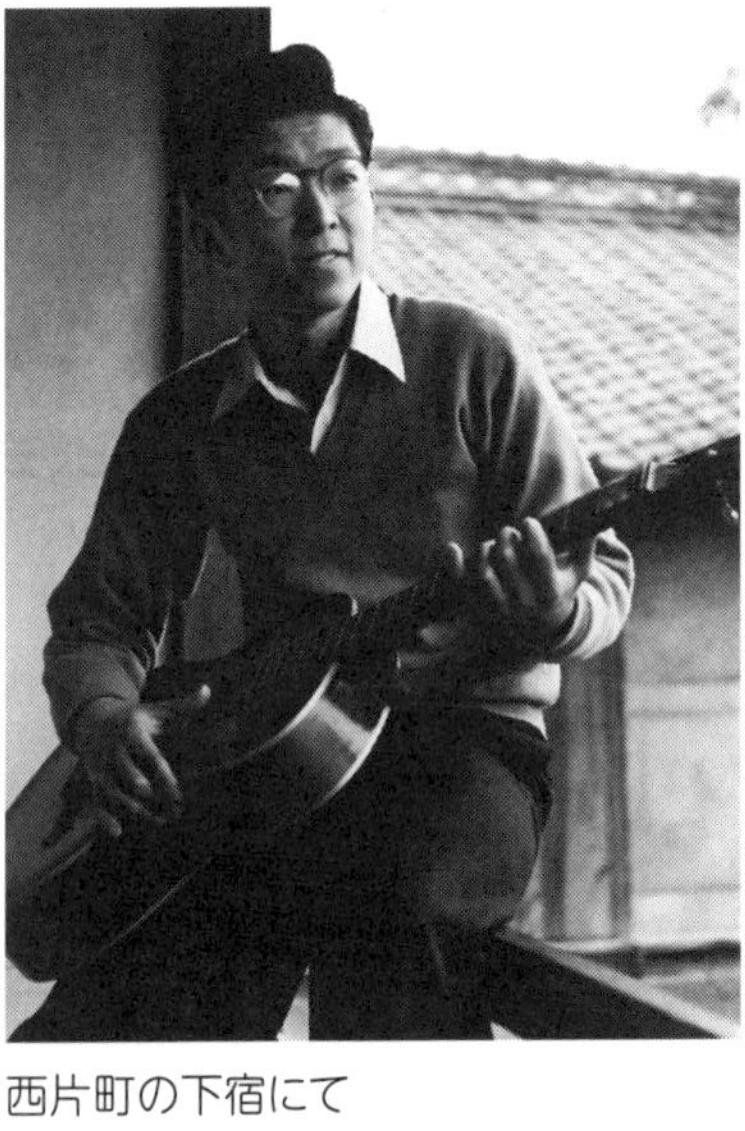
西片町の下宿にて

であった。また、一昔前は下宿といえば賄《まかな》い付きだったが、この頃には付いていなかったので、食事はすべて外食である。

夕食はいつも近くにある森川町食堂。私たちのような下宿人相手なので、メニューは至って家庭的で、手頃な値段。まだ晩酌の習慣はないので、さっさと済ませて下宿に帰る。そして、やおら医学書を繙《ひもと》くのだ。なにしろ初めての世界である。興味と意気込みは十分にある。楽しくて仕方がない。ところが小一時間もするとなんとなく寂しくなってくる。

本を閉じて立ち上がる。財布をポケットに入れて夜の町へ。行き先は真砂町のバー・それいゆ若しくは、正門近くの郵便局の前に出る屋台のおでん屋さん。それいゆは中年の綺麗なママさんの他に若い女性が二〜三人居る上品な雰囲気の店だった。おでん屋さんの方は脱サラの親父さんと美人の奥さんの二人で店を切り盛りしていた。おでんを突っ突きながらの立ち飲みである。本当は日本酒といきたいところだが、学生の分際でと叱られそうなので、もっぱら焼酎のコップ酒だった。ここで知り合ったのが印刷会社に務める30代くらいの男性と、まだ若い大工さんの見習いの青年。二人とも気の優しい良い人だった。店主ご夫婦とも親しくなって、日曜日の夕食に自宅に招待されたこともあった。私が川越に開院した頃はもう店仕舞《じまい》をしていたが、奥さんがわざわざお祝いのために訪ねてくれたのは嬉しかった。

森川町にちょうど二年住んでから西片町に移る。『三四郎』の中で広田先生が西片町十番地〝へ〟の三号に転居するシーンがある。三四郎がヒロイン里見美禰子と初めて親しく接する場面である。私のなかにいつかは西片町に住んでみたいという想いがあったことは確かである。そこへ、高校時代の友人の川合芳秋さんが自宅の二階が空いたのでどうかと勧めてくれたのである。得たりやおうと、応じた次第である。

玄関を入って、すぐ左手の階段を上がって二階へ、南側が廊下で和室が二つ並んでいる手前の六畳間が私の部屋となったわけである。奥の八畳間には歯科大学に通う女性が住んでいる。例によってそれぞれの部屋に鍵はない上に、二つの部屋を境とするのは壁ではなく襖《ふすま》である。もちろん鍵はかからない。プライバシーどころの騒ぎではない。現在では考えられない話だ。

一度、強い台風の日に電車が止まってしまって帰宅できなくなった友人が泊めてくれといって転がり込んで来たことがある。酒とおつまみを買い込んで来て、二人で酒盛りと相成る。窓ガラスを叩く風と雨の音を聴きながら盃を酌み交わしていると、突然、襖が音もなく開いて、お隣りの女性が入って来たではないか。

「・・・・怖くて怖くて一人で居られないのです。・・・・しばらくここに居させていただけないでしょうか」

と来たのには驚いた。

白山通りのバー・フローラ

西片町に移って変わったことがいくつかある。まず銭湯が赤門湯から近くの七福湯に。夕食も森川町食堂から、これも近くの丸半食堂に。屋台のおでん屋さんはまだしも、真砂町は少し遠いなあ、近くで然《しか》る可《べ》きバーを探さねばと思っていた矢先。前日名古屋地方に上陸して甚大な被害をもたらした伊勢湾台風の東京襲来である。一九五九年九月二七日。さすがに風雨とともにその激しさは和らいでいる。

その風雨の中、白山通りにバー・フローラの開店である。祝いの花輪が傾《かし》いでいる。その日はいささかためらわれたので、二日ほどして行ってみた。狭い店内に八人掛けのカウンター。その中に酒壜の棚を背にしてママさんの永井せい子さんが、

「あら！　いらっしゃい！」

と迎えてくれる。

まずはトリスのハイボールを注文。ママさんは年の頃二七～二八歳。中肉中背、知性あふれる美人である。一目で気に入った。それからというものせっせと通うようになる。医学書を読んで小一時間もすると寂しさに襲われるのは森川町時代と同じだ。行先が真砂町から西片町に変わっただけだ。その上、下宿から徒歩で三～四分というのもいい。爾来《じらい》、四〇年以上にわたって通いつづけるのであるから、わが人生におけるバー・フローラの、あるいはママさんの重みといったら筆舌に尽くし難いものがある。

これから追い追い話していくつもりであるが、ここで学生時代のエピソードを一つだけ紹介しよう。この頃の学生は生活費を少しでも豊かにするために何らかのアルバイトをしていたものである。なかでも多かったのが家庭教師のアルバイトである。私自

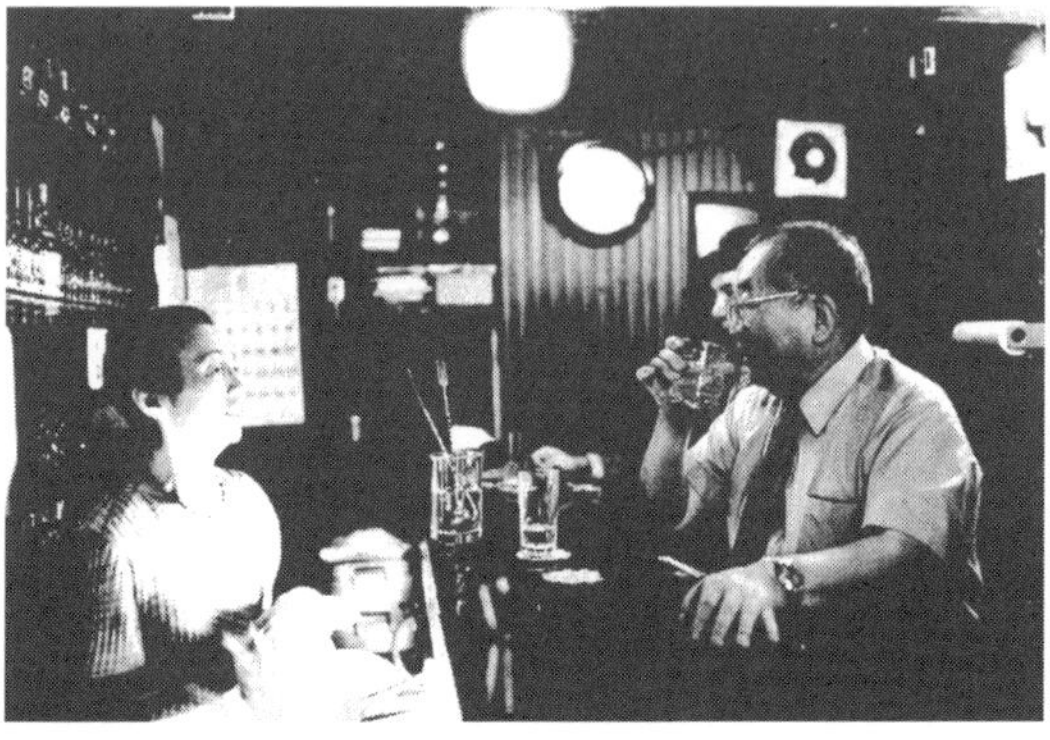
バー・フローラのママ（左）

身としては母親が太っ腹で、小遣銭はいくらでもくれたので飲み代も含めて生活費に困るということはなかったが、高校の恩師に頼まれて、後輩の女子高校生の家庭教師をしたことがある。

その家庭は同じ西片町にあったので歩いて行けるところも恵まれていた。ある時、確かお歳暮ということだったかもしれないがライターと煙草入のセットをいただいたのである。私はまだ煙草を吸ったことはない。帰路にフローラに寄って、ママさんに煙草を一本所望して吸ってみた。なんだこれは？　少しも旨いものではない。それにいちいち火を付けるなんて、これほど面倒なことはないとセットごとそっくりママさんに進呈してしまったのである。爾来《じらい》、煙草の味を知らないで過ごしている。

酒の次は麻雀というところか。医学部に進んでからというもの堰《せき》を切ったように麻雀の世界に。教養学部時代も同じクラスだった太田武史さんをはじめ好敵手にも恵まれた。名称は忘れたが赤門の近くの雀荘か、森川町の私の下宿の近くの池田屋さんが戦場に。その上、これまた教養学部時代の好敵手で理学部の地質学科に進んでいた神里達平さんとのお手合わせのため彼の地元の藤沢市までも出向いたのだからあきれてしまう。

後年、海外との交流が足繁くなるにつれ、あの麻雀に費やした膨大な時間を語学の研修に向けていたらと後悔したが後の祭。それでも一方では、あのゲームの駆引きの面白さを堪能できたことと、良き友人たちを得たことを考えると、これまた我が青春の思い出の一翼を担っていることは間違いない。

空手部のあれこれ

忘れてならないのが空手部の生活である。もともと身体が小さかったために、少しでも強い男にとの思いから武術には強い関心を抱いていた。その上、中学時代の町道場での経験から柔道はでかい奴にはかなわないという思いから、迷わず空手の道に進んだのである。東大空手部の流派は和道流。大塚師範はじつに優しい人だった。春秋の七徳堂での合宿にしばしば顔を見せる城石先輩に藤原先輩、そして宮本先輩に山口先輩が懐かしい。

一年上には竜野先輩と芝田先輩。竜野さんは高校の先輩でもあって、いろいろ目をかけていただいた。そして何よりも空手部では大先輩の登政和さんと医学部で同級となったことが恵まれていた。

当時、毎年夏に東日本医科大学体育大会が開かれており、登政和さんを中心に医学部に籍を置く者が即席のチームを作ってこれに出場した。一年上のクラスの佐久間先輩と三輪先輩、そして同級の登さんと細田泰之さん、梶野宗幹さんなどである。対戦相手は東京医大と日本医大と慶応大学医学部。東京医大は同じ和道流。黒帯をずらりと並べて威容を誇っていた。日本医大については流派は忘れてしまったが、全員白帯だったが物静かな品のあるチームではあった。慶応大学はたった一人の参加なので、試合にはならず、いつも三校の争いであった。登さんの強さが抜群だったために、最初の年に我が東大が優勝の栄に輝いたのが何よりの思い出である。

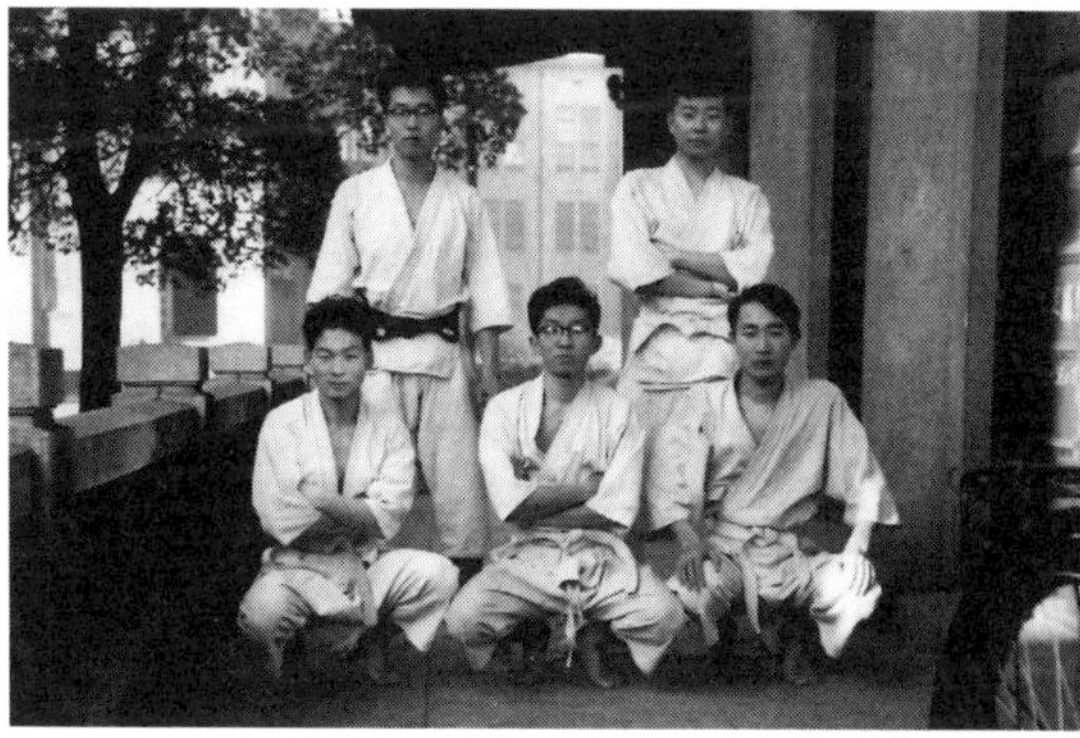

稽古の合間に七徳堂にて(前列中央が私)

そんなわけで、にわかチームの医学部の空手部員が夏休みに遠征合宿をしたのが二度。佐渡と十和田での合宿、どちらも楽しい思い出だ。学生時代に初段をいただいて黒帯になったのは良き記念になった。だが現在、論功行賞ということで八段の栄誉に輝いているのはいささか面映《おもは》ゆい。それでもその免状は我が病院の気功道場に掲げてある。

かくして酒に麻雀に空手にと大いに青春を謳歌した分、勉学の方はいささか疎《おろそ》かになったのか、一年生の解剖の試験のうちの脳解剖の試験を見事に落としてしまって追試験に。担当は万年甫教授。若手の優しい先生だった。問題は「脳を解剖学的に図示せよ」。問題はこれだけである。やはり勉強不足なのだろう。どうしても描けない。窮余の一策で、高校の生物の時間に習った脊索動物の脳を図示してしまった。案の定、追試験の通知。十人ほどのクラスメートと教授室に。やがて現われた教授先生がそれぞれの解答用紙を見ながら点呼を取る。「帯津君！」と呼んでから、

「あれ！……帯津君は人間の脳ではなく脊索動物の脳を描いたな！　これはこれで正しい。……それに出題はただ脳を図示せよと言ったのであって、人間の脳と限定したわけではない。……となると帯津君は正解ということになって追試験は不要である。帰ってよし！」

と来た。驚きとともに嬉しさが込み上げて来た。

「ありがとうございます」

とお礼を述べてからクラスメートに向かって、

「悪いな！」

彼らの羨ましそうな視線を背に教授室を退出。いやあ、いい気分ではあったが、それとともに、さすがは東大教授。物が違うなと感嘆すること頻《しき》り。

三週間の臨床実習

もう一つ、思い出といえば、三年生の夏休みの病院実習である。全国に散らばる先輩の病院で三週間ほど臨床実習を受けるのだ。とはいってもまだ医師としての資格はないので、見学が主である。夏休みに入る直前。医学部本館前の掲示板に、受け入れ可能な病院名がリストアップ。その中から希望する病院を選ぶ。

私は親友の細田泰之さんといっしょに高知県の宇和町立病院を選んだ。獅子文六さんの小説「てんやわんや」などに触発されたのにちがいない。高野院長、日鼻《くさはな》内科部長、村上外科部長のお三人が東大卒。皆さん丁寧に対応してくれる。食事は三食とも病院食。宿泊は近くの民家の一室。

帰室すると間もなく、二人で街の小さなビアホールへ。中年の小母さんが親切にしてくれる。お客さんも私たちが遠来の客と知るや否や話しかけて来る。しかも東大と知るや、

「大江健三郎を知っているか？」

と来る。この地方出身で東大生の大江健三郎さんが芥川賞を取ったばかりだったのだ。郷土の誉《ほま》れというわけだ。大江さんの『死者の奢り』を読んだのはいつのことだったか。私も解剖実習には特別の思い出がある。解剖の実習は学部一年生の秋に行われる。当時すでに実習用の遺体は不足しはじめていて、四人の学生が男性と女性一体ずつ二体の解剖を行うようになっていた。私の担当は女性の遺体。年の頃は六〇代か。優しい顔をしている。解剖をしながら、この人の人生はどんなだったのだろうかという思いが胸を衝《つ》いて来た。そして生きるということは悲しみなのだとそのとき悟ったのである。

そのビアホールですっかり知り合いになった高校の教師を務めている方があるとき、

「君たち、女を欲しくないか」

と訊いて来た。欲しくないこともないが……と答えると、では俺について来いと言って大きな料亭の一室に。獅子文六さんの小説を思い出しながら浮きうきしていると、突然、

「今夜はまずい。隣に県会議員が来ているから。別の機会にしよう」

と言って、このチャンスは幻となって消え去ったのである。

もう一つ忘れてはならないのがスキーである。その頃はまだ高田市と呼んでいた現在の上越市に実家のある佐藤和雄《さとうかずお》さんに誘われて正月休みは必ず関温泉のスキー場へ。まだスキー学校はない。最初の手ほどきを彼に受けた後は、誰かが丸善から買い求めてきた「オーストリー・スキー教程」をドイツ語で読みながらの独学である。

その後、帯広出身の梶野宗幹さんも加わって越後湯沢、石打、蔵王、志賀高原とまさに歴戦の勇士。卒業試験が終るや否や、その首尾を確めもせず、単身蔵王温泉に、三週間ほど楽しんで西片町に帰ってみたら、なんと、上田教授の試験が不合格で追試験の要あり、至急教務課に出頭せよとあるではないか。

あわてて教務課へ行くと、春休みだけあって事務室は閑散としている。しかし教務課長のSさんは出勤していた。学生一人ひとりにいつも親切に対応してくれる良い課

長さんである。すぐに上田教授に電話をして、

「いま、部屋にいらっしゃるから、すぐに行って下さい。すぐに追試験をして下さるそうだ」

お礼もそこそこに、病院の中にある教授室へ。

やあ、やあと出迎えてくれて。スキーの話などをしたあと、

「追試験は合格！　S課長に電話をしておくから、君は帰っていいよ。ただ一言だけ忠告を！　もう、これからは東大出だからといって、すべて通用する時代ではないからね。よく憶えておいて。ご苦労さん。もう帰っていいよ・・・・」

と来た。柔道部の出身ということもあって、平生はどちらかというと強面《こわもて》の風だったのにこれにには驚くとともに、さすが東大、いい先生がいらっしゃると感動すること頻り。

映画少年はまだまだその面影を残してはいたが、さすがに高校時代ほどではない。やはり興味の対象が空手に酒に麻雀と広がったためなのか。それに映画館も池袋から日比谷方面に移って行く。

日比谷の映画館

『北北西に進路を取れ』（一九五九）。名にし負うアルフレッド・ヒッチコック監督のスリラー。主役はそのダンディぶりでこの手の主役にはぴったりのケイリー・グラント。相手役の謎の美女にエヴァ・マリー・セイントとくると、あれ！　どこかで見たなあと思うがその通り、これまたアルフレッドヒッチコックの『泥棒成金』（一九五五）である。ケイリー・グラントも同じで相手役の女性にグレース・ケリーが配されている。よく似てはいるが、どちらも最高のエンターテインメント。じつに楽しい映画である。

その上悪役がまたいい。ボスは『邪魔者は殺せ』のジェームズ・メイスン。その下にマーチン・ランドー。テレビドラマ『スパイ大作戦』の人気者である。

『灰とダイアモンド』（一九五九）。ポーランド映画。監督はアンジェイ・ワイダ。国土分断の長い歴史を経て、ようやく独立を達成しつつも混乱を極めた第二次大戦直後のポーランドを舞台に、民族の悲劇を描いた作品である。

共産党派幹部の暗殺を狙うロンドン亡命派の青年マチェックに扮するのはズブグニエフ・チブルスキー。もちろん初対面である。彼の恋人役のエヴァ・クジジェフスカがなかなかいい。

この映画はたしか上野の映画館で観たはずだが、見応えのある一流の映画だった。アンジェイ・ワイダ監督の名がいつまでも心の片隅に残ったほどである。


『太陽がいっぱい』（一九六〇）。フランスの巨匠ルネ・クレマン監督のサスペンス映画。主演は殺人犯にアラン・ドロン。殺され役にモーリス・ロネ。二人の間に介在する美人にマリー・ラフォレ。

ラストシーンがいい。完全犯罪によってすべてを手に入れたアラン・ドロンは海岸でまぶしい太陽の下、成功

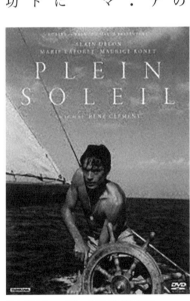

『太陽がいっぱい』DVD販売元：
㈱KADOKAWA

に酔いしれている。折りしも海岸に引き上げられた船の方向から大きな悲鳴が。海に棄てたはずの死体が船底の錨にからまって浮上して来たのだ。これも名ラストシーンのうちだろう。

しかし、アラン・ドロンの作品では『リスボン特急』（一九七二）の方が好きだ。

当時はインターン制度というものがあり、医学部を卒業した後の一年間、病院の各科を回って臨床実修をおこなう。その後、医師国家試験に合格して、翌春、晴れて自分が希望する医局に入局するのである。

しかし、いずこの医局もインターン生の教育のための人材となると自ら限りがあり、教育の実が上らないことを理由の第一にして、やがてインターン制度は終焉を迎える。たしかにこの一年、あまり忙しくした記憶はない。映画といえば『荒野の七人』と『ナバロンの要塞』そして『日曜はダメよ』というところか。

『荒野の七人』（一九六一）。黒沢明監督、三船敏郎主演の日本映画『七人の侍』を翻案した七人のガンマンが悪と闘う西部劇である。

その七人とはユル・ブリンナーをリーダーに、チャールズ・ブロンソン、ロバート・

ヴォーン、ホルスト・ブッフホルツ、ジェームズ・コバーン、スティーヴ・マックィーンという錚錚《そうそう》たる布陣である。

監督は『ブラボー砦の脱出』、『ＯＫ牧場の決斗』のジョン・スタージェス。じつに見応えのある西部劇である。

進路決定

ところでインターンの一年が終了するまでに自分の進路を決めなければならない。基本方針は早くから決まってはいた。自分は教育者と研究者には向いていないということである。だから自分は町医者になるしかない。町医者といえばいずれにしてもオールラウンドプレーヤーである。とすれば内科か外科である。内科には第一内科、第二内科、第三内科、物療内科、外科には第一外科、第二外科、第三外科、分院外科と、それぞれ四つの科ないしは医局がある。

そして町医者になるのには内科なら物療内科、外科なら分院外科がいいかなという心積《こころづも》りはあったのである。この中で分院外科だけは東大病院とは離れて分院にある。分院は大学のある本郷ではなくて、文京区目白台という講談社の裏手の高台にある。

だから東大の卒業生はどうしても敬遠する。無理もない。

だから分院外科の医局としてみれば、どうしても面白くない。なんとしても東大の卒業生に入ってもらいたいのだ。そこで分院外科の医局長がインターン部屋に人攫《ひとさら》いの目的でやって来るのだ。

「帯津君！　どうだね一杯やりに行かないかね」

「あっ！　いいですねぇ・・・」

というわけで不忍池を越えて上野の歓楽街に連れて行かれるのである。

この分院外科の医局長がそれは素晴らしい人だった。白井喬先生という人格識見ともに抜群の人物なのである。ただでさえ一目も二目も置きたいのに、酒呑みの風格も只者ではない。すっかり心酔しているところに、

「帯津君！　どうだい、分院外科に入局しないかね！」

と来るのだからたまらない。二つ返事で決めてしまったのである。

このあとで結婚。来賓として白井喬先生にお出でいただいた。因みに新婦はかつて病院実修でお邪魔した町立宇和病院の高野勇五郎院長の姪御さんである。

東大第三外科医局時代

外科医、「新ちゃん」時代から人工食道の研究まで

「新ちゃん」と称する新人

入局前に結婚して新居を和光市に構えたので、通勤は東上線で和光市から池袋へ。池袋からは都電で護国寺前へ。そこからは徒歩で六〜七分というコースである。同期入局は東大から細田泰之、永津正章、橋本肇、須川暢一そして私の五名。他大学から山川達郎、藤塚立夫、斉藤滋、谷合明、水野登夫の五名。計一〇名である。

病棟はチーム診療である。ハウプト（Haupt）と称するリーダーはすでに学位を取得しており、外科医になって六〜七年目。その下にいるのが三〜四年目のミッテ(Mitte)。これは目下、学位論文のための研究中。そのまた下に新ちゃんと称する新人が配置される。私たちのときは新ちゃんは二人であった。つまり四人が一チーム

で、およそ一二人の患者さんを受け持つ。

新ちゃんは忙しい。病棟回診につき、手術の助手を務め、入院患者さんの点滴、その上に検尿やら白血球やヘモグロビンの検査が大変なのだ。そして、重症患者さんを受け持つと、何日も病院泊りになることもよくある。当時は家庭に電話があるのは珍しかったので、突然病院泊りとなっても自宅に連絡できない。一人で私の帰宅を待っている家内にしてみれば、大変な苦労だったにちがいない。

いずれにしても目が回るような忙しさである。あれよあれよという間に一年が過ぎて行った感じだ。空手どころではない。仲間との付き合いはともかく、稽古とはきっぱりと決別になってしまった。私のなかに空手から足を洗うという気持ちがあったことは間違いない。

ただ一つ特筆すべきことは、手術の執刀者としての筆下ろしである。急性虫垂炎の

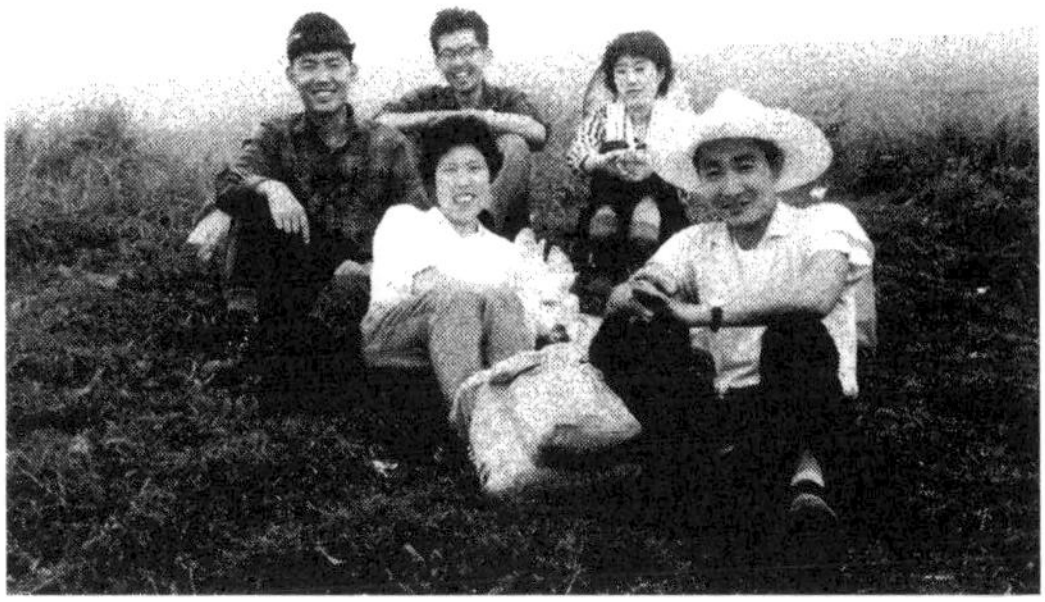

医師１年目(後列中央)

患者さんだった。性別も年令もいまとなってはまったく思い出せない。田中太平助教授が第一助手を務めてくれた。一挙手一投足、指導の下に行う上に、何人かの先輩医師が手術台を囲んで温かい目差を注いでいてくれるので、夢中のうちに終ってしまったようだ。もちろん長い外科医の道の登竜門である。その時の気持ちの昂《たかぶ》りはいまでも鮮やかに蘇って来る。

市中病院への出向

二年目は一年間市中病院への出向である。いずれも医局の関連病院であるが、何処に配属されるかは医局長の胸三寸で決まる。私は藤塚立夫さんといっしょに、静岡県の共立蒲原《かんばら》総合病院に配属された。

蒲原町は現在は静岡市清水区に属しているが、富士川の河口右岸に位置し、駿河湾に面する東海道五十三次の宿駅である。隣の由比《ゆい》町とともにさくらえび漁で有名。

院長は深谷慎三先生。手術の名手であるとともに酒をこよなく愛している人だった。外科医長の傳頼全《ふうらいぜん》先生とその補佐役の国谷昭先生も医局の先輩とあって、至って和《なご》やかな雰囲気であった。

市中病院への出向はあくまでも私たちに臨床経験を積ませるための制度である。大学病院では当然のことながら大きな手術が多く、前述した急性虫垂炎のような小手術は少ない。だから新ちゃんが執刀できるチャンスは少なくなる。これでは外科医の教育としては不十分なので、二年目に市中病院で小さな手術を数多く執刀して十分な経験を積んで来なさいというわけだ。

小さな手術といえば、アッペ、ヘモ、ヘルニアと言われた。アッペとはAppendicitis、急性虫垂炎。ヘモとはHemorrhoid、痔核。ヘルニアとはInguinal hernia、鼠径《そけい》ヘルニアのことである。蒲原病院での一年間で急性虫垂炎の手術を一〇〇例ほど経験したのだから外科医としての経験を積む上で十分な数であり、出向の意味があるというものだ。私自身も大いに満足したものである。

こちらも貪欲そのものだった。当時生まれて間もない長男も含めて三人家族だったので、病院の医師住宅をあてがわれていたが、この家の庭先から病院の二階にある手術室の窓の明かりがよく見える。夜間たまたま見上げると、手術室の明かりがついている。おっ！　急性虫垂炎かな！　それなら私に連絡してくるはずだ、と呼び出されるのを待つ。しかし何も連絡がない。なぜなのだといらいらしていると、その明かりは整形外科の急患の緊急手術のためのものだと知る。そして、納得する。といった日常だった。それにしても現在はいくら市中病院でもこれほど急性虫垂炎の手術は多くない。虫垂炎そのものが生活習慣の変化などで減って来たのか。それとも手術に至らず他の方法で治ってしまうようになったのか、今昔の感に堪えない。

また病院が国道一号線に近かったためもあって、交通事故の患者さんも多かった。交通事故の患者さんが救急車で運び込まれると診察室や手術室が一瞬にして戦場となる。同時に二人以上のこともあれば、一人で何ヶ処もの傷を負っていることもある。さらには脳外科や整形外科の応援が必要になることも少なくない。要するに人手が要るのである。

その点、医師住宅や独身寮が病院に接してあるのはありがたいし、しばしば医局で麻雀がご開帳となっているのも緊急時の人手確保の上でありがたかった。心肺停止の状態で運び込まれる場合も少なくなく、蘇生術の最中に急を知って駆け付けたご家族の愁嘆場《しゅうたんば》はあまりにも痛ましく、医師としてなくてはならない憐憫《れんびん》の情を育むための一助になったのではないだろうか。

反面、至ってのどかなところもあった。いまなら叱られること必定《ひつじょう》だが、当直の師長さんが、湯豆腐を作ったので夜食にどうですかと誘ってくれるのである。そこにはなにがしかのアルコールが添えてあるのだ。うれしくなるではないか。もちろん仕事中だから、それほどは飲まない。

ところが、その後、急性虫垂炎の患者さんがやって来る。これはすぐに手術をしたほうがよいと判断すると、その旨をご本人とご家族に告げた上で、

「ちょっと飲んでいますが、私が手術をしてもよろしいですか？」

と問いかけると、

「どうぞ、どうぞ、お願いします」

とお二人ともにこにこ笑っているのである。時代も時代なら土地柄というものもあったのかもしれない。

たしかに皆さんお酒に親しんでいた。医者は医者同志でというのではなく、検査技師も事務職員も、老いも若きも、よく一緒に飲んだものだ。まだまだ若かったので二日酔いに見舞われたことも時にはあった。ただそのおかげで院内の人間関係はすこぶる良好であった。

一方、若い医者の多い独身寮では毎晩のように麻雀のご開帳である。独身寮の住人

でもないのに、私もメンバーの一人と見做《みな》されていた。朝まだき、おぼろに迫り来る富士の高嶺を見ながらのご帰還である。家内にはずいぶんと苦労をかけた。しかし、その反面、よく稼いだもので、当時の我が家の電化製品の多くはこの稼ぎの賜物である。

人工食道

一年間の出張を終えて医局に帰ると外科医三年生。グループのミッテとして病棟に配属されると同時に研究室の住人となる。学位論文作製のための研究である。研究テーマは教授から与えられる。ある日、教授室に呼ばれて、食道がんのグループか蛋白代謝のグループのいずれかに入るように言われた。私は町医者を目

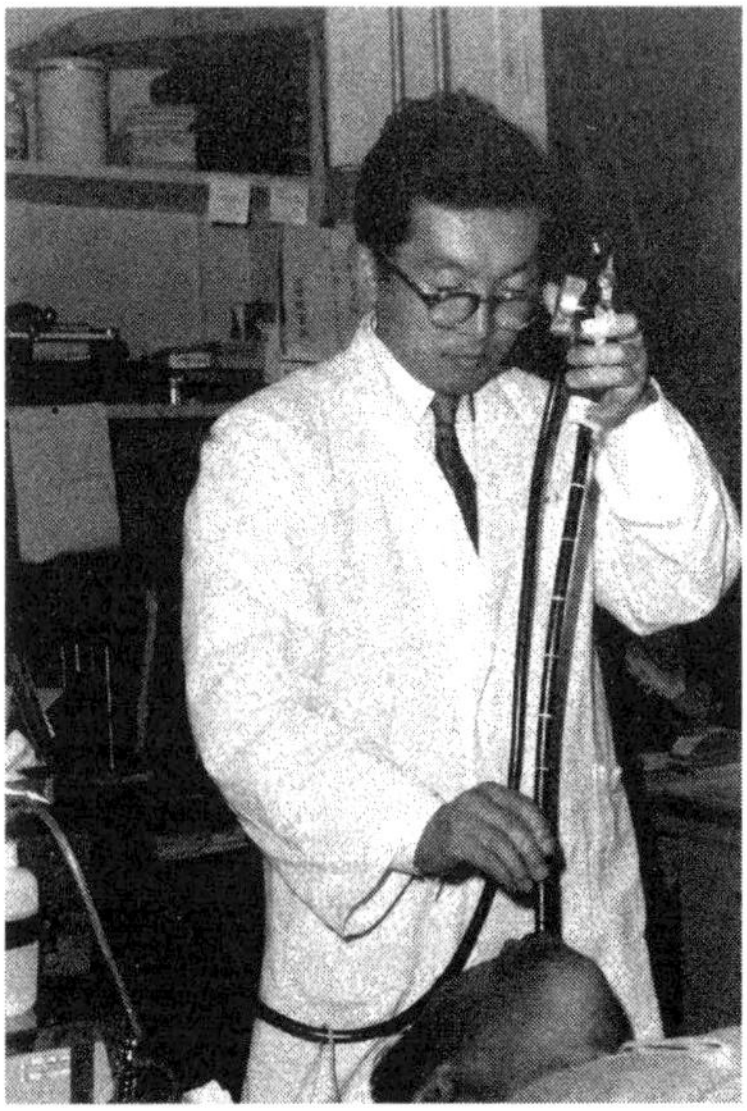

食道鏡検査

指していたので、迷わず食道がんのグループを選んだ。

グループのリーダーは岡本良夫講師。その下に西野、土橋のお二人の先生。そのまた下に私が入った。三人とも地下の研究室で、テーマには忘れてしまったが、犬を使った動物実験に余念がなかった。私に与えられたテーマは人工食道だった。

人工食道とは何か？　たとえば胸部食道がんの手術の場合、右の胸を開いて、食道がんを含む胸部食道を切除する。がんの大きさや拡がりにもよるが、たとえばそこに一〇センチの欠損部が生じたとする。それでは食べられないので、ここを何かで補填しなければならない。そこで、開腹して血流を温存したまま胃袋をトリミングし、頸部まで届くように作りかえて、これを胸の中あるいは胸骨の後に作ったトンネルを通して頸部で吻合《ふんごう》するのである。このやり方はすでにスタンダードになっていている。

しかし、これは患者さんにとっては大変な負担であるし、外科医にとっては大変な労力だ。もし人工の管で欠損部を補填して済めば手術がきわめて簡単になる。残った頸部の食道と管の上端を吻合し、管の下端と残った胸部の食道を吻合する。これで済めばじつに簡単な手術になる。もはや大手術ではない。

だからそれまでも世界中でいろいろな試みがなされて来た。しかしなかなか成功しない。それはひとえに生物と無生物がどうしてもつながらないということに帰因する。人工食道は良質のプラスチックで作るのだが、生きた食道と吻合しても、どうしても癒合しない。いくら上手く縫い合わせても、まもなくほころびてしまうのだ。

こうして生物と無生物の癒合が私の研究テーマとなった。これまでの人工食道に関する論文を読破した上で、これまでグループが考えて来たアイデアを組み合わせ、一本の人工食道を作った。素材はプラスチック。プラスチックの管である。ただ、このまま生きた食道と繋いだのでは絶対に癒合しないことはわかっている。だから管の両端に工夫を凝らすのである。

このような両端を英語ではフリンジ（fringe）という。糸や毛糸を束ねた布端の房である。管の両端を房状、すなわち〝けばけば（毳毳）〟に作る。生物と無生物の接触面積を限りなく広くするのである。業者さんに頼んで、何種類かの人工食道を作ってもらった。

あとは動物実験である。犬に全身麻酔をかけた上で、普通の手術のように開胸して食道を数センチ切除し、その欠損部に人工食道を挿入して両端のフリンジの部分と食道を吻合する。さらに開腹して胃袋をトリミングして釣り上げる手術に較べれば至って簡単だ。

手術が済んで麻酔から覚醒させると、厩舎の職員がやって来て、厩舎に連れて帰る。厩舎は病院の裏門の近くにあって、二人の男性職員が管理している。術後数日間は絶食である。背中の皮下に生食水を点滴して水分を補給する。その後、水分の経口摂取から始め、流動食から粥食へと進めていくのは普通の手術をした場合と同じである。

当然のことながら、毎日、厩舎を訪れて犬の状態を観察する。犬はいずれも至って元気で何事もなかったような顔をしている。吻合部の癒合に少しでも良かれと、家内に特別のスープを作ってもらって厩舎に運んだものである。おかげで二人の職員の顔はいまでも克明に憶えている。病院の事務職員の顔などまったく憶えていないというのに。

あとは一定の日数毎にサクリファイスして吻合部を精査していくのである。しかし、いくら学問研究のためとはいえ、なにか釈然としない思いが終始付きまとっていた。だからこの研究以降は二度と動物実験に手を染めることはなかった。

研究と結果

そして問題の結論である。いくらフリンジの工夫を重ねても、癒合はおこらなかった。生物と無生物は決して癒合しないことがわかったのである。この研究と結果を論文にして学位を授かったのであるが、折しも東大闘争の最中、審査する教授先生側にめこぼしの気持ちがあったかもしれない。それでも私の論文が公表されてからというもの世界中で人工食道の研究がぴたりと影をひそめたところを見ると、私の研究の果たした役割も決して小さくはなかったのだと手前味噌を決め込んだ。

ひるがえって食道がんグループの臨床のほうはどうかというと、手術件数は月に一例程度、執刀は大半が教授で残りを岡本先生という具合で、相変らず私たちは下働き。この頃は、挙上胃管《きょじょういかん》が血行障害を起こしたとき取り出しやすいように、前胸部の皮下にトンネルを作り、そこを通す術式が主として採用されていた。

人工食道については、癒合が無理ならということで、身体の外に作る人工食道が試みられた。頸部に開いている食道断端と胃瘻《いろう》とをプラスチックの管で繋ぐのである。繋ぐといっても縫合するのではなく、食事のときだけ嵌《は》め込むのである。食事が済めば取り外して、両断端はガーゼで覆っておく。やがて、胸骨の後にトンネルを作るようになると、血行障害もほとんどなくなって、この体外の人工食道も廃《すた》れるようになる。

もちろん食道がん以外の疾患も受持つことになる。前に述べたように診療チームは、ハウプト、ミッテ、新ちゃんの三人からなる。一杯一杯働くのはハウプトと新ちゃんであって、ミッテは遊軍のようなものである。だから地方の関連病院から要請があると、一ヶ月くらいの期間で手伝いに行かされることがある。

よく行かされたのは、長野県の佐久病院と北信病院である。佐久病院の院長は農村医学で名高い若月俊一先生。滞在中は手術の助手やら外来診療のお手伝いで日中はかなり忙しい。食事は三食とも病院の食堂。宿舎は正門を入ってすぐ左側に並ぶ独身寮のような部屋。テレビも机もない部屋で夜は多少持て余す。一回は医局の先生方に連れられて鯉料理の専門店を訪れるが、あとは正門を出て左へ少し坂を登ったところにある中華料理店で一人さびしく杯を傾けたものである。

一方の北信病院は同じ長野県でも信州中野市にある。滞在期間と仕事の内容は佐久病院と変わらないが、宿舎はたしか「翠山館《すいざんかん》」という町中の旅館。院長の永田丕先生が酒好き宴会好きとあって、こちらは毎晩のように医局の先生方と杯を傾けていた。相手変れど主変らずとはこのことだ。そして日曜日は毎週といってよいほど近くの志賀高原に日帰りスキーである。じつに楽しみの多い出張であった。

東大第三外科医局

医局にはいつも麻雀台が一つ設えてあった。勤務時間が終ると毎日ご開帳である。これも間違いなく緊急時の戦力になっていた。酒は新たなるトリオの誕生である。二年先輩の田村清孝先生と一年先輩の宇田東平先生と私である。両先輩ともすでに幽明界《ゆうめいさかい》を異《こと》にしている。行先は池袋駅北口の近くの居酒屋さん「こばやし」である。最初は三人で当てもなく入ったが、すっかり気に入ってしまい。一〇年近く通いつづけたのではないだろうか。

一階は五〜六席のカウンター、二階は板の間で四人用のテーブルが四脚ほど、三階は畳敷きで宴会用。板さんは店主の小林さんともう一人。女性が小林さんの奥さんと若い娘さんが二人ほど。動きがきびしていて気持ちがよい。焼鳥のセット以外は何を食べていたかまるで憶えていない。アルコールは少なくとも最初の頃は日本酒だった筈だ。

店主さんによれば、初めて私たちが訪れた日、談笑する私たちを見聞きしながら、どうしても、この人たちの職業がわからなかったそうだ。二先輩とも心底酒好きで情緒的な人物だったので、然《さ》もありなんというところか。

じつに気の合ったトリオだったが、お二人がハウプトを終えて関連病院に出向し、トリオは解散。それからも医局の誰彼を誘って私の「こばやし」詣では続いていたが、折しも東大闘争。その余波で、それまで教授による任命制だった医局長が選挙制に。選挙制になって初代の医局長が百瀬健彦先生。二代目に私が選ばれるという破目に。適任でないのはわかっていたが、少しの期間ならとお引き受けした。二日酔いに耐えながら、人攫《ひとさら》いにやってきた関連病院の先輩の話を聞いた思い出ばかりが残っている。

ところで東大闘争であるが、分院は地理的に離れているので、渦中にあるという感じはなかったが、それでもいろいろな形でその影響は受けていた。その一つが全医局に同時におこった学位ボイコット運動である。私個人としては、いずれ町医者になるのだから学位にはまったく執着がなかった。

ある日、教授室からの呼び出しがあった。はて？と思いながら伺うと、林田教授が、ボイコットなんて言わないで学位を取ってくれよ！　と諭すように言う。はい！わかりました。それでは論文はほとんど出来ているので近日中に呈出いたしますと言って退出して来たものである。

またあるときは、教授か助教授の代講として本郷のキャンパスの中の教室に出向いたところ、学生さんがたった一人しかいない。止めますかと問うと、いや折角ですからやって下さいと言われ、一人の学生さんを相手に九〇分の講義をして来たものである。

心情的には学生さん達の主張するところもわかるし、封建的な医局のあれこれを改革しようということも理解できる。しかし、もともと政治的にはできていないのだ。だから東大闘争の渦中に身を投ずるということは一度もなかった。

映画少年のその後

映画少年はどうしていたのだろうか。その情熱がかなり下火になっていったことはたしかである。時には池袋界隈の映画館を訪れることあったとはいえ、その頻度は往時と較ぶべくもなかった。

『アラビアのロレンス』（一九六三）。第一次世界大戦の只中、イギリスの軍人でありながら、アラブの民と一体となってトルコと戦った人物、トマス・エドワード・ロレンスの物語である。監督は『旅情』のデヴィッド・リーン、主演は主人公ロレンスのピーター・オトゥール。

冒頭のシーンがいい。真昼の陽炎《かげろう》の中に眠る砂漠の彼方に小さな黒色の点が。目を凝らして見ていると、黒色の点は少しずつ大きくなって、やがて人馬の形に。そして現われたのがエジプト人のオマー・シャリフ。さすがはデヴィッド・リーン。見事な冒頭である。

その後一九八六年六月に初めて中国は内蒙古自治区のホロンドイル大草原を訪れたとき、真昼の陽炎のなかに眠る草原で、これとまったく同じシーンに出くわした。感動も一入《ひとしお》であった。

『００７　ロシアより愛をこめて』（一九六四）。００７シリーズ二四作のうちの第二作である。原作はイアン・フレミング。監督はテレンス・ヤング。製作はハリー・サルツマンとアルバート・R・ブロッコリ。主演はジェームズ・ボンドにショーン・コネリー、相手役のソ連の女性タチアナにダニエラ・ビアンキ、刺客グラントにロバート・ショウ。

これは二四作のうちで一番好きな作品である。二、三無くして四番目に好きなのが第一作の『ドクター・ノオ(007は殺しの番号)』。私がDVDを買っているのはこの二作だけだ。主演のジェームズ・ボンドをこれまで六人の俳優が演じているが、ショーン・コネリーがだんトツだ。彼以外は大分落ちる。ショーン・コネリーには花がある。世阿弥《ぜあみ》が『風姿花伝《ふうしかでん》』の中で、〈音曲は体なり、風情は用《ゆう》なり〉と言うように、ショーン・コネリーには風情がある。相手役のダニエラ・ビアンキもいい、ボンドガールの中で一番だ。これまた二、三無くして、四番が初代ボンドガールのウルスラ・アンドレスというところか。この色気は一流だ。

八光流柔術《はっこうりゅうじゅうじゅつ》

この時代を語るのに忘れてはならないのが八光流柔術である。大学を卒業して医師になっても、空手は自分のペースで続けていくつもりでいた。しかし、外科の新ちゃんの忙しさは予想をはるかに越えていた。空手どころではない。外科医の道に専念するために空手からはきっぱりと足を洗うことにした。

通勤は池袋駅の東口から都電で一〇分足らず、護国寺前で下車して、これまた徒歩で一〇分足らず。時候については定かでないが、あるとき、護国寺前の一つ手前の大塚坂下町の電停前のマンションの二階の一室に「八光流柔術道場」と書かれた真新しい看板が出現したのである。聞いたことがない、はてどんな柔術だろうと毎朝電車の窓から見るたびに興味が募《つの》って来た。

空手部の大先輩で、船橋で内科医院を開業していた大嶋仁先生に電話をかけてみた。

「先生、八光流柔術というのをご存知でしょうか？」

「うん。……名前だけは知っている」

「どんな柔術でしょうか？」

「詳しくは知らないが、八光流には手を出すな！　と言われるくらい恐い柔術らしい」

ここで一気に興味爆発。

数日して帰路に訪ねてみた。白い稽古着に黒の袴の青年が現われた。私よりも若い感じだ。玄関番かと思ったが道場主であった。鳥居伸次師範である。来意を告げると、どうぞ！　と道場に請じ入れられた。

なんと六畳敷である。こんな狭い道場は初めてだ。私の不審を察したかのように、八光流は相手を横に跳ばすのではなく真下に落とすので、六畳で十分なのです。トイレの中でやられたら、一番強いですよという。

「なにか武道をやっていますか？」

「・・・・学生時代は空手をやっていました」

「それでは私を蹴ってみて下さい」

と通りに面した窓を背にして立つ。

えっ！　大丈夫かなあ、私の蹴りが彼の腹に諸に入ったら、窓を破って通りに落ちるのではないか。そう思って一瞬戸惑ったが、再度促されて、ええ、ままよとばかりに思い切り蹴ってみた。一瞬にして投げ出された。たしかに真下にである。

「・・・・いま、何をしたのですか？」

「これが八光流です・・・・」

その場で入門の手続きと相成ったのである。

西洋医学の限界に気づき
中西医統合による
がん治療を目指す

都立駒込病院での経験を経て開業を決意

がんセンターとして

それまで感染症の病院だった都立駒込病院が東京都のがんセンターとして再出発したのが、たしか一九七五年四月。学閥を廃するということで全国広い範囲から医師が集められた。

東大第三外科からは、すでに都立駒込病院に在籍していた大野孝先生と、他の都立病院からスライドした永井正見先生。そして新しく着任したのが片柳照雄先生と私の計四人。片柳先生は胃がんのグループの一員として、私は食道がんのグループの一員として指名されたわけであるが、この人選は第三外科の大原毅教授によるものだろう。

当時勤務していた静岡県の蒲原《かんばら》総合病院に、ある日教授から電話があった。都立駒込病院へ出向の依頼である。一九七五年四月から、まずは非常勤医として週一回の出勤。翌年の四月からは常勤医として、ということである。居心地のよい蒲原病院を去るのはいささか忍び難いものがあったが、いずれ一介の町医者になるにしても、ある期間、自分が専門として来た食道がんの領域に専念するのも悪くはないと考えて、お引き受けした次第である。

一九七六年五月初旬に、当時は有楽町にあった都庁に出頭して常勤医の辞令をいただき、速やかに勤務地に直行して下さいとの声を背に、後楽園の場外馬券売場経由で都立駒込病院に初出勤したのであるから、私の競馬熱も半端ではなかったようだ。

病院前でバスを下り、青空に聳《そび》え立つ真新しい病院を見上げながら、よし！ここでがんを征服してみせるぞという思いが鬱勃として湧いて来たものである。この思いは私だけではなく、全国から集まって来た医師たちに共通のものであったようだ。だからこそ出身大学あるいは出身医局の違いを乗り越えて、素晴らしいチームワークを築くことができたのではないか。

まず何よりも誇るべくは集中治療室であった。東大分院でも共立蒲原総合病院でも経験したことがないのに、いきなり日本一ともいえる集中治療室を与えられたのであるから、嬉しかった。フットワークも軽くなるというものである。

実際に広いスペースに最新の器機が揃っていて、呼吸器にしても欧米製の真新しいのが何台も完備されていた。また当直室も小綺麗で泊り込むのになんの抵抗も感じなかった。そして何よりもスタッフの動きがよい。いつどのようにして教育を受けたのか、きびきびと立ち働く姿が見ていて気持ちがよかった。

食道がんの手術を受けた患者さんは必ず集中治療室に入る。ここで四日間ほど過ごし、術直後の合併症の危険がなくなったことが確認されてから一般病棟に帰るのである。私も術当日は原則としてＩＣＵ (Intensive Care Unit、集中治療室) の当直室に泊ることにしていた。川越の自宅に帰ってしまうと、患者の急変の報告を受けても終電後にはどうにもならないからである。その当時は、自家用車はおろかタクシーを利用する習慣などまるでなかった。

患者さんの状態が落ち着くのが夕方。泊ることになってはいても当直室に籠《こも》るにはまだ早い。夕飯のために近くに出かけるのだが、ちょうど日勤を終えて帰る看護師さんの誰彼を誘って近くの居酒屋さんへ。

田端の駅と反対方向に本郷通りに向かってほんの少し行った左側に「しろはな」と

いうお店があった。名前からいっても近くのお寺さんが経営しているという話を聞いた覚えがあるが、しかと確かめたわけではない。そのためかどうかいつも静かで、他のお客さんと行き合うことは滅多になく、我々だけで、おだを上げているのが常だった。

食道がんグループのリーダーの岩塚迪雄先生は大の巨人ファン。テレビをかけたまで試合の推移を知りながら、わいわいと飲んでいる。巨人が逆転されようものなら大変だ。「親爺！ 後楽園球場に電話をかけてくれぇ！ 俺が出る！」と大声でわめくのだから。いやぁ、皆、ずいぶんと若かったものだ。

巨人といえば、江川問題をご存知だろうか。甲子園で鳴らした作新学院の江川卓投手が巨人に入団するときのトラブルである。病院内も騒然としたのだから、これまた皆さん若かった。一夕、巣鴨駅の近くの中華料理店で「江川問題を語る会」を催したものである。総勢三〇名ほどで、岩塚先生はもちろん、総婦長さんまで参加したのには驚いたものである。

しかし、日勤を終えて帰路に着く看護師さんと盃を酌み交わす時は、もっと静かな雰囲気だった。現在のようにやたらとハグなどしない、それはそれは上品なものだった。もっとも飲み終わればＩＣＵの当直室に帰るのだから、当然といえば当然だ。

「しろはな」から、もう少し本郷通りに近い右側に、店の名前は忘れてしまったが、焼鳥を専門とする居酒屋さんがあった。いかにも脱サラといった感じの中年の男性が一人で切り盛りしていたが、なかなか品のよい店だった。そして、その先の本郷通りには「漁平鮨《りょうへいずし》」なるお寿司屋さんがあり、いつも駒込病院のスタッフで賑わっていた。

田端駅に向かって坂を下った動坂下の交叉点の周囲にも親しい居酒屋さんが何軒かあったが、四〇年の歳月というものは伊達ではない。店の名がどうしても思い出せないのだ。中でも一番足繁く通ったのが不忍通りに面した、ご夫婦の二人きりでやっているい小さなお店だった。丸顔で大柄な女将さんとハンサムで痩せ型のご主人がいつも上機嫌で仕事に励んでいた。一人で訪れて、ご夫婦と四方山話をしながら飲むひとときをこよなく愛していたものだったが、私が都立駒込病院を離れるのと前後して、ご主人が病を得て、お店を畳んでしまったようだ。

今でも続く「お礼参り」

外科は総勢二五名。出身大学は東北大学、東京医科歯科大学、東京女子医科大学、

慶応大学、東京大学、大阪大学など多士済済。手術の腕となると胃がんのグループの片柳照雄先生が抜群だったが、その他の先生方もすべて水準以上の達人ばかりだった。誰の手術も安心して見ていられたし、手術時間も短く済んだ。外科医の間はもちろん麻酔医も器械出しの看護師さんも含めてチームワークもすこぶる良く、多大学の混成軍とはとても思えなかった。

また、一四階にある外科の医局から一望千里の広大な東京都の下町を傘下《さんか》に収めているだけに、患者さんの数も相当なものだった。我々の手でがんを克服して見せるぞという気概《きがい》が、病棟にも手術室にも、そしてＩＣＵにも漲《みなぎ》っているのが何よりも心強かった。手術当日ＩＣＵの当直室に泊り、翌朝早く、患者さんの状態が落ち着いているのを確認した上で一四階に上がり、白白と明けつつある下町をエレベーターホールから眺めながら、ある種の達成感に浸ったのが昨日のことのように蘇って来る。

また、外科医のほとんどがそれなりの飲み手であったので、相手を選ぶことなく、先輩とも後輩ともよく飲んだものだが、やはり同年輩の仲間と飲むことが多かった。片柳先生は言うまでもなく、呼吸器外科の池田高明先生と酒井忠昭先生などである。このお二人とはいまだに折にふれて旧交を温めているところをみると、駒込時代がいかに良き時代であったかと想わざるを得ない。我が人生の彩りとしては、やはりなくてはならない時代だったに違いない。

夜間に患者さんの最期を看取った翌朝、自分の担当する病棟回診を済ませた後、一人でタクシーを拾い、上野の広小路の近くにある「釜飯・春」に行って、釜飯を肴《さかな》にお銚子一本を飲み、ご冥福を祈ったことも何度かあった。当時はまだCTやエコーなどの画像診断が普及していなかったので、術前に病巣の状態を適確に掴むことが難しく、開けてみて、思わぬ困難を強いられることも珍しくはなかった。その困難に打ち勝って患者さんがICUから一般病棟に帰ると、柴又の帝釈天にお礼参りに出かけたものである。

最初のうちは誰にも言わず一人で出かけた。ご本尊さんにお礼を述べて、そのあと門前通りにある「川千家《かわちや》」さんで一献傾けるのである。一人だからそれほど時間はかからない。ところがやがてこの事が人に知られると、ICUの看護師さんが同行することになった。一〇人くらいの大部隊になった事もある。

このお礼参りは、駒込に在職中は、頻度はそれほどではないが続いていたようだ。川越に開業してからは遠くなって、しばしばは伺えないので、一年の感謝をまとめて一二月三一日に行くようになる。大晦日は川千家さんも休みなので、浅草で一杯というのが習慣になって、いまでも続いている。釜飯・春さんの浅草店をはじめ、麦とろのお店とかふぐ料理のお店とか思い出は尽きないが、ここ二〜三年は雷門近くの「大長《だいちょう》」さんに落ち着いている。ここの寄せ鍋の旨さ、とりわけタレの味が抜群なのだ。

調和道《ちょうわどう》丹田呼吸法

都立駒込病院時代といえば忘れてならないのが調和道丹田呼吸法との出会いである。前に述べたように、当時は八光流柔術にのめり込んでいた。相手の経絡《けいらく》や経穴《けいけつ》に手が触れるや否や、臍下丹田《せいかたんでん》の気を一気にそこへ運んで、瞬間刺激を与える。相手はあまりの痛さに堪えかねてもんどりを打って投げ出されるのである。

ところが、丹田の気を一気に運んで瞬間刺激を与えるというのが難しいのである。相手が腕の細い弱弱しい男だと難しくはないのであるが、相手が腕の太い大男だったりすると、こいつ手強いぞということで、こちらの気持ちに構えが出来る。すると丹田の気が一気にとはいかなくなるのだ。そんな感じで、八光流の上達に苦慮しているときに閃いた。およそ芸や技にはその芸や技に固有の呼吸というものがあり、この呼吸を身につけることが、その芸や技をマスターするための近道であると。しかし、この場合の呼吸は吸ったり吐いたりの呼吸ではなく、間合とか間拍子を指すものであった。それなのに、それをいわゆる〝呼吸〟と短絡してしまい、呼吸法の道に歩を進めてしまったのである。

その呼吸法とは「調和道丹田呼吸法」である。一九〇七年、真言宗の僧侶である藤田霊斎師によって創始され、のちに岡田虎二郎氏の「岡田式静坐法」と天下の人気を二分したという。当時は二代目の村木弘昌会長。調和道協会本部は鶯谷の駅の近くにあった。私が最初に門を叩いたのは協会本部ではなく、日暮里駅近くの日蓮宗の名刹「延命院」で月一回開かれていた〝道祖《どうそ》研究会〟のほうであった。ここに通っていた高校時代の親友小野章一さんのご縁である。

リーダーは協会のプリンスといわれた画家の長允也さん。小野さんのほかに、城谷満、古山楯男、蟻生斉《ありゅうひとし》などの若手が集うていた。実修の終了後、近くの中華料理店で杯を交わす習慣も含めて、じつによい雰囲気で、月一回の開催日が待ち遠しいくらいであった。駒込病院から近いことも幸いした。

熱川合宿なども含めて、ここにどのくらいお世話になったか記憶が定かではないが、本部に入会してからは本部通いが始まる。こちらは週一回のペース。ここも病院から近いので、行きは電車、帰りはタクシーを拾って病院のＩＣＵの当直室へという日課である。

会長の村木先生は、およそ一流一派の長とは思えない物静かで謙虚そのものであった。淡々という言葉がぴたりの先生の講話は、必ず睡魔との闘いをもたらしたものである。実修が終ると、ほとんど例外なく、先生に誘われて、近くの居酒屋さんの「ほてい」に。ここでも先生は口を開けば、呼吸法談義である。これにはいささか閉口したものだが、よき思い出の一つには違いない。

先生は呼吸法に現代医学の光を当てようと努力されていた。その結果現われたのが「三大体腔理論」である。これは、「腹式呼吸によって腹

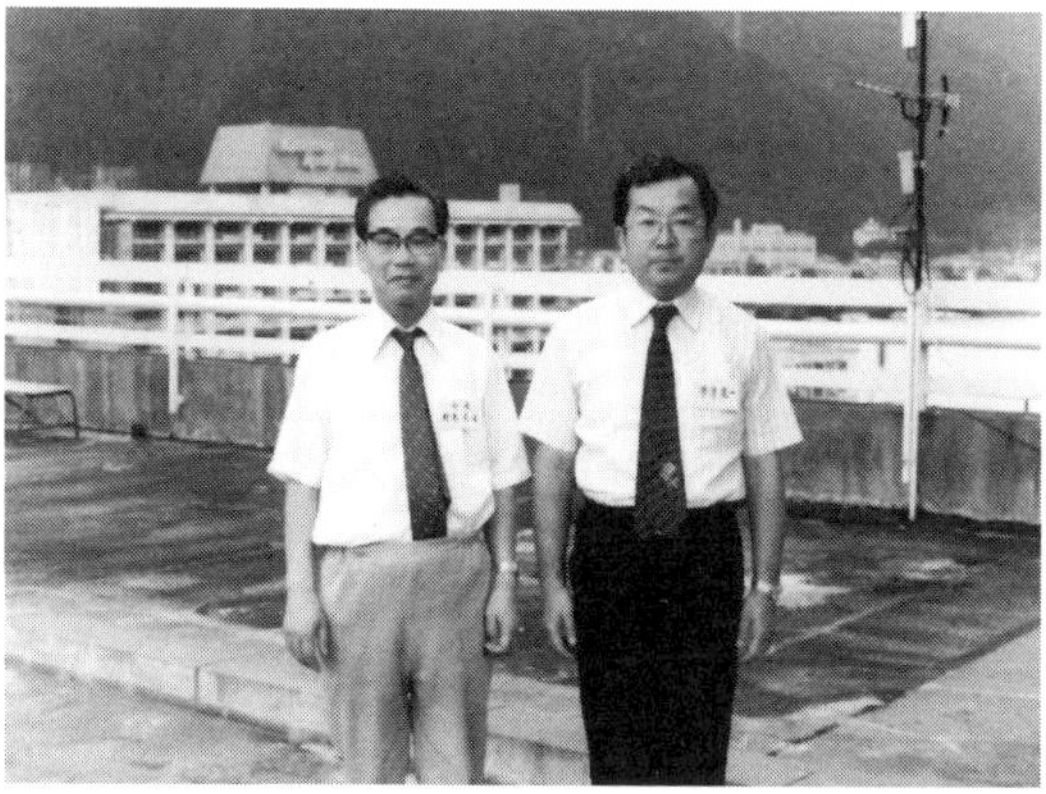

調和道協会 村木会長といっしょに

腔内圧がリズミカルに変動することによって腹腔内の内臓にマッサージ効果が生まれ、血流が改善される。その結果、疾病の治療および予防に資することになる。さらに腹腔内圧のリズミカルな変動は横隔膜を介して胸腔に伝えられ、脊髄腔を介して頭蓋腔に伝えられるので、この三大体腔に収まっている全内臓に影響が及ぶことになる」というものである。

ただ、私個人としては呼吸法を現代医学的に検証することに積極的に加担する気持ちにはなれなかった。呼吸法は本来スピリチュアルなものと思っていたからである。ただ、先生の没後、先生が《治し》と《癒し》をはっきり使い分けていたことや、がんは体だけの病ではなく心やいのちにも深く関わったものであることを認識していたことを知って、もっともっと先生に対して尊敬の念を抱くべきだったと深く恥じたものである。

この時代の調和道協会関係のイベントとしては、昭和五六(一九八一)年五月にハワイのホノルルでおこなわれた藤田霊斎師の二五回忌の法要がある。霊斎師は戦前からハワイ伝道のための足場を築いていたようだが、昭和三二(一九五七)年五月ハワイの地で没している。もちろん私自身は面識がない。

村木会長が何かの理由で出席できず、出席は佐藤道平先生のほか長允也、古山楯男、大井忠、そして私を含めた総勢二五名ほど。たしか都立駒込病院の看護師さんも参加していたはずだ。それにしても調和道協会ハワイ本部の隆盛ぶりには舌を巻いたものである。

ホノルル空港では大勢の人々が出迎えてくれた。一同がレイの洗礼を受けているあいだに、私だけ拉致されて放送局へ。ラジオを通じて、丹田呼吸法の医学的解説を披露するために私が選ばれたということなのだろう。ハワイの底抜けに明るい空のような放送室で、金田一敦子さん張りのアナウンサーさんとマイクをはさんでのひとときが今でも鮮やかに蘇って来る。

調和道本部はホノルルの郊外、マンゴーの樹を含む林の中に佇む真言宗の寺院の境内にあった。この大きな講堂が丹田呼吸法の実修室なのだろう。霊斎師没後二五年というのに、滞在中の集会にはじつに多くの日系人の方々が参加して往時の隆盛が彷彿として甦って来る。さらにいずこの集会でも日本食が振る舞われるのも嬉しかった。

西洋医学の限界か？

かくして、公私にわたって意気軒昂《いきけんこう》として仕事に励んでいた私であったが、いつの頃からか心の片隅に隙間風が吹くようになる。それは簡単に言えば、往時に較べれば手術時間も短くなり、出血量も少なく術後の合併症も少なくなって、手術による患者さんの受ける負担がはるかに少なくなったというのに、再発率ということになると昔とあまり変らないことに気付いたからである。

医学の進歩が治療成績に反映されないとなると、これはもう西洋医学の限界のようなものではないかと考えるようになった。そして、西洋医学の限界とは那辺《なへん》にありや？　と、とつおいつ考えているうちに、そうか！　西洋医学は病の局所を具《つぶさ》に観るには非常に長けた医学であるが、その局所と周囲との関係、あるいは人間全体とのつながりを観ることがあまり得意ではないのではないか。どうやらこのあたりに西洋医学の限界があるのではないかと思うようになったのである。

それならば西洋医学に関係性とかつながりを観る医学を合わせたら、治療成績の向上をもたらすことが出来るのではないか。つながりを観る医学とは何か？　あっ！

中国医学ではないか。なぜかといえば、中国医学の基本概念は陰陽学説と五行学説だ！　どちらもつながりを観る哲学ではないか。

よし！　西洋医学と中国医学を合わせてみよう。昔から中西医結合という言葉があるくらいだから、決して荒唐無稽ではないはずだ。ところが、中国医学についてはこれまでまったく学んだことがないし、情報も現在のようには溢れていない。まずは中国に行って、中国医学ががん治療にどのように貢献しているかをこの目で確めてみたいと思った。

北京市と東京都が姉妹都市であることは知っていたので、恐る恐る衛生局に願い出てみた。するとなんと二つ返事で引き受けてくれた。一切の渡航費用を負担してくれた上に、北京市がんセンターの招聘まで取りつけてくれたのである。

日程は一九八〇年九月初旬の二週間。北京市と上海市の主ながん治療施設の視察である。同行は岩塚迪雄先生と酒井忠昭先生のお二人。北京市がんセンターの放射線科の張益英《ちょうえきえい》先生と謝玉泉《しゃぎょくせん》先生という二人の日本語の達者な医師が付き切りで私達の面倒を見てくれた。

この旅での収穫としてはまず、北京市肺がん研究所附属病院で生まれて初めて気功に出会ったことである。気功という言葉は知ってはいたが見たことはなかった。ここでは勇将辛育令《ゆうしょうしんいくれい》教授の下、肺がんの手術に鍼麻酔がおこなわれていた。

まずは手術室へ。左開胸で肺がんの手術が佳境に入っている。三人の術者が手を休めて私たちに歓迎の会釈。患者さんに目を移すとこれがまた会釈をするではないか。左の胸が大きく開けられているのにである。これには度胆を抜かれた。左腕の外関と三陽絡《さんようらく》という経穴に一本ずつ鍼が刺してあるだけである。

手術が終って、あれは誰にでも効くのですかと辛教授に問うと、素直な人には効くという。しかし、術前に患者さんが素直な人かどうかを判定するのは難しいので、とりあえずは素直でないと見做し、素直な状態にした上で手術に臨むという。素直でない人を素直にするためには、術前に三週間の練功をおこなわせる。現在も中庭で練功中というのでさっそく中庭へ。かくして気功と初対面である。

一〇〇人ほどの人が円陣を組んで練功に余念が無い。目にした途端、これは呼吸法だと理解した。調和道丹田呼吸法の経験からである。次いで、これこそがん治療のエースではないかと直観した次第である。

さっそく気功関係の人を紹介してもらおうと、謝玉泉先生にお願いしたが、まったくわからないという。そこで、文化大革命が終って知識欲が解放されたためか大勢の人々でごった返している王府井《わんふうちん》の新華書店《しんかしょてん》に出向き、気功関係の書物を買い漁る。北京でも上海でも、そして杭州《こうしゅう》でも、早朝、じつに多くの人々が路上で練功に励んでいるのを目にしたことも、気功に対する親しみをかき立てるのに役立った。

漢方薬の真髄

漢方薬治療に関しては、北京市がんセンターの漢方薬部門のヘッドをしていた李岩《りがん》先生にひとかたならずお世話になった。まず入院中の胃がんの患者さんを紹介してくれた。流暢な日本語を話す人で、いろいろ話をしてくれた。傍で李岩先生が彼のカルテを開いて漢方薬の処方を見せてくれた。そこには竜葵《りゅうき》、蛇苺《じゃばい》、玉金《ぎょくきん》、当帰《とうき》、丹参《たんじん》、白花蛇舌草《びゃっかじゃぜっそう》と書かれていた。すぐにわが手帖に書きとめた。私がこの世で始めて出会った処方である。しっかりと心に焼き付けた。いまだにこの処方はしばしば登場している。これも縁というものだろう。

北京滞在中に、一日、万里の長城で遊んだ。貸切りバスでの日帰り旅行である。往復のバスの中で李岩先生は私の隣に坐り、終始漢方薬によるがん治療の話をする。彼の日本語はきわめて拙《つたな》いが、要点は十分に通ずる。ここで私は李岩哲学を十分に学んだような気がする。もちろん、このときは私の中医学の知識は皆無といってよい。だから、このときは未知の世界の出来事を目を丸くして聴いていたのであるが、後になって、漢方薬の真髄はこのときに教えられたと思うようになり、感謝している。つまり、私の漢方薬の原点は李岩先生にある。

北京から上海に移動する際には、一日杭州に立ち寄り中国切っての景勝地西湖《せいこ》の風物を堪能した。たまたま入った画廊で一枚の画を買った。題して「雨も亦奇なり」。言わずと知れた蘇東坡《そとうば》の詩の一行である。

水光瀲灎《れんえん》として晴れて方《まさ》に好《よ》し
山色空濛《くうもう》として雨も亦奇なり
西湖《せいこ》を把《と》って西子《せいし》に比せんと欲すれば
淡粧《たんしょう》　濃抹《のうまつ》総《す》べて相宜《あいよろ》し

蘇東坡（一〇三六〜一一〇一）は中国北宋時代の政治家で詩人。杭州に地方官として任官したことがあり、その際、西湖を横切るような形の蘇堤《そてい》を築く。まちがいなく西湖の美観を高めるべく一役も二役も買っている。私もその蘇堤の柳の木の下に坐り、調和道の丹田呼吸法を繙《ひもと》いたものである。それは蘇東坡が調和道丹田呼吸法のルーツであることを知っていたからである。

どういうことかというと、調和道の創始者藤田霊斎師は白隠禅師（一六八五〜一七六八）の『夜船閑話』に出て来る呼吸法である「内観の法」を基にして独自の体系を築いたのだが、その白隠禅師は中国の養生法の先達たちの方法を基に内観の法を築いたというのである。その中国の先達の一人が蘇東坡であることは、『夜船閑話』のなかに記されている。「蘇東坡も次のように内観の法を説いている」と、その数息観《すそくかん》が記されているのである。だから、蘇東坡の孫弟子のまたその弟子の不肖私が蘇堤の上で調和道丹田呼吸法を繙いたことは、八八〇年の時空を超えた大いなるご縁をいただいたものとして、得も言われぬ感動を覚えた次第である。

帰国してから北京で買って来た気功関係の本を片っ端から読んでいった。中国語はわからないが漢字であるから簡略文字にしても大方はわかる。その上、シェーマ（図解）が付いているのでほとんどが理解できたのである。

その結果、調身、調息、調心の三要があればすべて気功であることがわかった。すると私が励んでいる調和道丹田呼吸法も八光流柔術も立派な気功ではないか。当面はこれらを医療のなかに浸透させていくことも中西医結合のうちだ。敢えて中国の気功を求めなくてもよいだろうという考えのもとに、看護師さんを対象に院内に気功教室を開いた。場所は、病院の裏手にある看護師寮の中の和室とした。元来は華道や茶道のための部屋なので畳敷きである。メニューとしては調和道丹田呼吸法と八光流柔術。いつも参加者は七〜八人といったところで、皆さん熱心に稽古に励んでくれた。

養生法としてとらえているのに、八光流柔術を見て、世間は護身術の教室と勘違いをしたらしく、護身術の必要のない女ばかりが護身術を身につけようとしているなどと陰口をたたく医師達がいた。とはいっても、外科の医師たちは酒を通じて気持が通い合っているので、私の中国医学なかんずく気功を好意的な目で見ていてくれた。

しかし肝腎要の患者さんたちは微動だにしない。皆さん高度先進医療に酔い痴れている上に、病名告知が一切なされていない時代なので、手術が済んで治療は終っていると思い込んでいる。それなのになぜこんな事を、と捉えているのである。

同時に漢方薬も用いたいと思ったが、新しい薬を取り入れるには月に一回開かれる薬事委員会に申請するのであるが、一人一剤と決められている上に、保険薬に限られている。つまり漢方薬はツムラさんのエキス剤だけが対象となる。もちろんこれでも十分なのだが、今月に葛根湯を申請して、来月は加味逍遙散をというペースだから、途方に暮れてしまう。

要するに機が熟してないという一語に尽きるのであるが、あまりにも遠い道程《みちのり》に辟易。中西医結合によるがん治療なんて夢のまた夢だ。ここはこれまで通り地道に西洋医学の道を歩むべきなのだと一旦は中国医学を諦めようとした。しかしそう思う矢先に、いや、いずれ東から風が吹くという予感が頭を擡《もた》げて来た(中国からの風だから西風なのだが、東洋医学ということで東風になってしまった)。

そしてこの予感の頻度が次第に増えて来る。やはり、この道を進もうと決心する。さらに大きな組織の一員としてよりは小さな組織でも自分がトップで思う存分にリーダーシップを取れた方が事を進めやすいのではないか。そう考えて、開業の決意に至る。

しかし、まったく未知の世界である。自分に経営の才のないことも時流を読む力もないことも十分にわかっている。そこで竹馬の友で当時、金融機関の支店長の任にあった岡本敬行さんのもとを訪れた。新しい世界の始まりだ。

町医者になるのが少し遅れた上に、開業するにはもう少し早い時期の方がよかったとのご指摘を受けることもあった。しかし、この都立駒込病院の七年間は医師としても、そして人間としても我が人生における大いなる糧になった。そのことに心から感謝している。

開業、理想の病院を
目指した帯津三敬病院

病院食の漢方粥と気功の呼吸法

帯津三敬病院開院

一九八二年一一月一日に帯津三敬病院は開院した。場所は埼京線の南古谷駅から川越駅方面に向かって徒歩で七~八分の処である。ベッド数は四五床。外科と内科を標榜したが、もちろん旗印は中西医結合によるがん治療である。

当初はごく自然に病院の名称を「帯津病院」としていたが、竹馬の友で易断《えきだん》のプロである大井忠さんに相談したところ、字画が悪いといわれ、帯津○○病院というように何か文字を間に入れるようにすすめられた。咄嗟に〝敬〟という字を入れたいと答える。医療の基本は相手を一人の人間として敬うことにあるからである。

すると、それならもう一文字、三画の文字を入れたいという。これも咄嗟に、それなら三を入れて、〝帯津三敬病院〟としましょうと答える。その意味は？　と問うて来る。今度は少し考えて、『老子道徳経』の「道は一を生じ、一は二を生じ、二は三を生じ、三は万物を生じる」に倣って、三敬とは万物を敬うという意味ではいかがかと。彼も賛成してくれて、ここで病院名が定まったのである。

病院の屋台骨となる三役を紹介しよう。

「副院長」高野征夫。東京大学医学部の後輩にして、東京大学第三外科の後輩である。頭脳明晰にして手術上手である。手術というものは一人では出来ないが、三人は要らない。二人で十分であり、手術上手な助手がいれば磐石である。彼との年令は一回りくらい違うが、麻雀と競馬という趣味では好敵手であった。気持ちは十分に通じ合っていたのである。折にふれて、先生が一旗揚げる時はお手伝いに

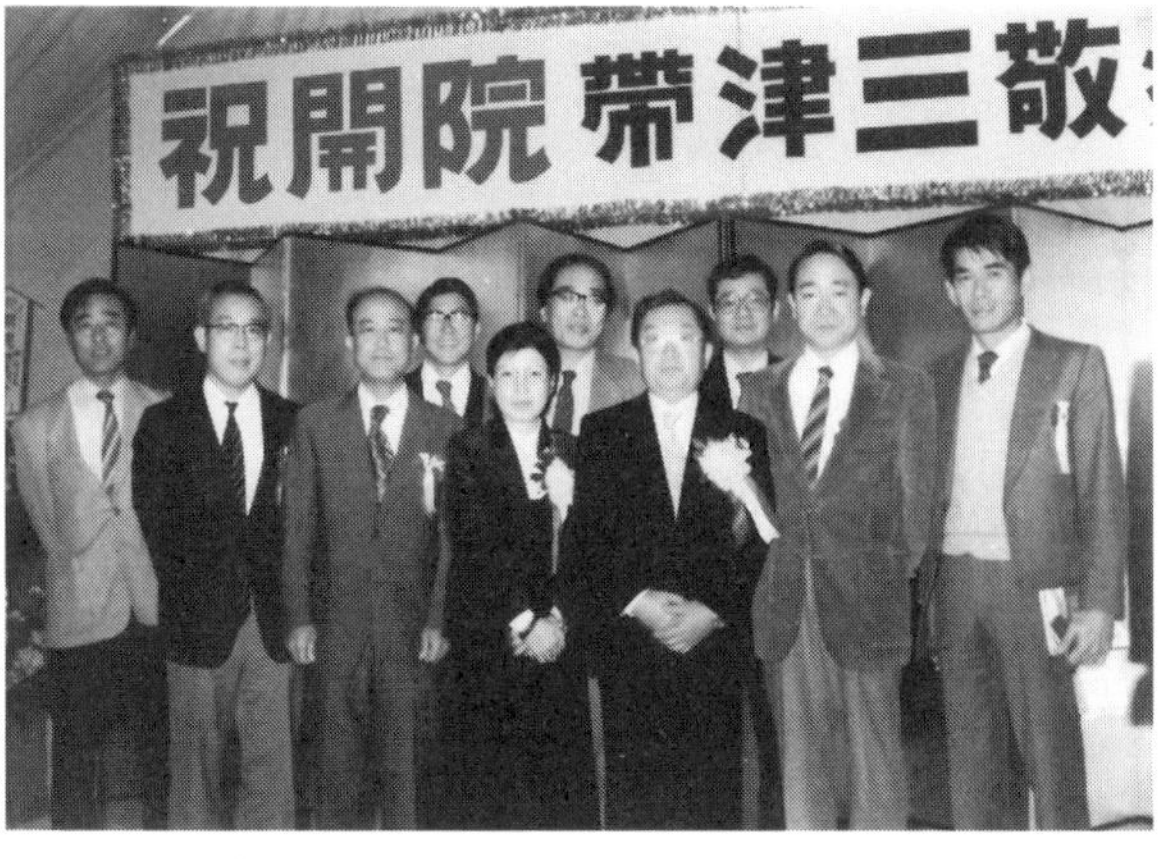

病院開院祝にかけつけてくれた医学部の同級生たち
（中央は家内）

参じますよと言っていたので、さっそく声をかけたところ、応じてくれたのである。彼といっしょなら手術に関しては意のままだ。

「事務総長」岡本敬行。竹馬の友である。A信用金庫の支店長の任にあった。病院開設のための資金面での相談のために訪れたところ、親身になって応対してくれた。その経過の中で、職場の部下の米本昇さんを病院の事務長に推挙してくれた。棚から牡丹餅と喜んでいたところ、しばらくして、金融の仕事に少し飽きて来たので、俺もお前のところへ行くよと言う。それで、「事務総長」に迎えることにしたのである。国連の真似をしたようでいささか面映ゆかったが、絶妙のコンビ復活ということで心強かった。

「総師長」山田幸子。都立駒込病院の集中治療室に勤務していた看護師。いわば戦友の間柄でその人柄は熟知していたので是非にということで初代総師長に招いた次第である。しかし、彼女の払った犠牲は決して小さくなかった。まずは都の職員という安定した地位を捨てたこと、それから文京区根津という生まれ故郷を父親ともども捨てざるを得なかったことである。その地で静かに余生を送ろうと考えていた父親の落胆はいかばかりだったかを考えると胸が痛くなる。

こうして三役は比較的自然にきまったと言ってよいだろう。

期待を超える三役の働き

そして蓋を開けてみると、三人三様に期待に応えた働きをしてくれた。まず高野先生の、救急患者さんを一目見ただけで入院や手術を決める決断の早さには舌を巻いた。高野先生は、指示を出すのもじつにてきぱきとして小気味好く、おかげで院内にある種のリズムが出来上がった。

岡本事務総長には経営のすべてをお願いした。経営のセンスのまったくない私は臨床に徹し、経営は岡本にと役割分担を明確にしたのだが、彼はごく自然にこの期待に応えてくれた。

そして、期待をはるかに超えた働きをしてくれたのが山田総師長である。臨床の現場に慣れない中国医学のあれこれが出現するたびに、彼女は中西医結合の旗印通りに果敢に挑んでくれた。

当時、わが国には漢方薬によるがん治療を専門にしている方が見当らず、この領域は中国の専門家に頼らざるを得なかったので、そうした方々をしばしばお招きして院内で勉強会を開いた。たとえば後述する北京の李岩《りがん》先生が来院すると、滞在期間の約一ヶ月は、土・日を除く毎日午後五時三〇分頃から二時間ほど勉強会である。山田総師長はこれに毎日出席するだけでなく、滞在期間にわたって、李岩先生の生活の一切の面倒を見るのである。三度の食事は病院の食堂で済ますとしても、日曜日の食事から、アパートの室内の掃除や洗濯まで、やることは山ほどある。

病院給食に漢方粥を取り入れるとなると、彼女は毎朝食時に病室を回って食事に対する患者さんたちの感想を集め、それを栄養士さんたちに伝えて翌日の献立に役立てようとするのである。

彼女はわが気功道場にも多大な貢献をした。わが道場は、最初は調和道丹田呼吸法、八光流柔術、楊名時太極拳と和製の気功でスタートしたが、そのうち中国の気功関係者が来訪し、自らの功法を指導してわが気功道場のメニューを増やしていくようになる。

まずは上海市曙光《しょこう》医院の中医師黄健理《こうけんり》さんの放松功《ほうしょうこう》。動きがほとんど伴わない典型的な静功《せいこう》である。黄健理さんは、日本気功協会の山本政則会長の紹介だった。失礼を顧みず、いささか穿《うが》った見方をすれば、日本気功協会で招いたものの、功法があまりにも地味で商売にならないということで、私の方に回して来たのではないだろうか。しかし地味な分、がん患者さんの評判は上々で、いつも賑いを見せていた。

次は北京の看護師の楊秀峰《ようしゅうほう》さんの宮廷二一式呼吸健康法。清朝の皇室に代々伝えられた功法である。そのためか動きが優雅できわめて女性的で、西洋のバレエを彷彿とさせる。当初、楊秀峰さんはわが病院で看護師のアルバイトをしたくてやって来たのだが、日本の国家資格の無い者を採用するのは違法であるからということでお断りしたところ、泣き出したのである。そして、泣きながら気功もできると言う。

それなら、ということで道場でデモンストレーションをしてもらったところ、只者でないことがわかり、看護師ではなく気功の指導員として採用。やがてわが気功道場のメニューの一つとして定着していった。

さらに、上海市気功研究所の重鎮林雅谷《りんがこく》さんの紹介でやって来た女流気功師の汪希文《おうきぶん》さん。三週間の滞在で、有名な庞明《ほうめい》さんの智能功を残していってくれた。彼女の帰国後は山田総師長が中心となってその指導を引き継ぎ、これまたわが道場のメニューとして定着した。

山田総師長は、智能功だけではなく、放松功にも宮廷二十一式呼吸健康法にも率先躬行参加し、両者をわが道場に定着することにも貢献したのである。

三学修養会《さんがくしゅうようかい》発足と気功道場の賑わい

かくして、わが陣営の三役は期待以上の貢献をしてくれたのであるが、それでも当初のわが気功道場には閑古鳥が鳴いていた。病名告知の無い時代である。手術から回復しても再発を防ぐために気功をやりましょうとは言えない。そのため患者さんたちは、ときに気功道場の練功風景を目にしても何か不思議なものに遭遇したような怪訝《けげん》な顔をして去って行ってしまうのである。

そこで一計を案じた。健康法としての太極拳を学ぶ会を組織したのである。ちょうど私の家内の稚子《わかこ》が楊名時先生のもとで太極拳に励んでいたので、まだタイトルは奥伝《おくでん》で人を指導する資格は無かったのだが、病院という特殊な場であるからということで、特別に指導の許可をいただいたのである。

会の名称は「三学修養会」。佐藤一斎の『言志四録』の中の一節

少にして学べば、則ち壮にして為《な》すこと有り。

壮にして学べば、則ち老いて衰えず。
老いて学べば、則ち死して朽《く》ちず。

に安岡正篤先生が「三学」と名付けているのをお借りしたのである。
これが当たった。太極拳の人気と多くの健康志向の高まりが人々の背中を押してくれたのだろう、あっという間に道場が賑わいを見せはじめる。私自身は太極拳の経験はなかったが、学生時代に空手部に籍をおいていたので、太極拳の一挙手一投足の意味はよくわかる。だから、時々、三学修養会の練習風景を楽しんでいた。

ところが自分がやる破目になる。というのは、病院の消燈時間は夜の九時なので、入院患者さんの朝は早い。早朝から皆さん、病院の内外を手持無沙汰な様子でほっつき歩いている。これではいけないと思い、そうだ！　太極拳の朝のクラスを作ろうと家内に持ち掛けた。ところが、朝は家庭のことがいろいろあるので無理だと言う。

ならば私が担当するから、急いで私に太極拳の手ほどきをしてほしいと家内に頼んだ。なあに、日曜日の午後にでも三時間ほど特訓をしてくれればなんとかなるだろうと。前述したように空手の心得があるからである。果して、三時間で、楊名時太極拳二四式をなんとかとりあえずは覚えた。もちろん一つひとつの動きに関しては不完全極まり無いものだったろう。それを翌朝から入院患者さんを集めて教え始めたのだから、われながらあきれてしまう。と同時に、患者さんたちには申し訳ないことをしたなと反省すること頻り。

それでも少しでも上達すべく三学修養会の稽古には出来るだけ参加するようにした。当時すでに三学修養会では昇段審査をおこなっていた。お父さんも受けませんかと家内が誘ってくれるので、私も人並のペースで審査を受けていった。ついに準師範に達したところ、「私が上げられるのはここまでで、あとの師範は楊名時先生の審査になりますからね」と家内が言うので、俺は準師範で十分だよとすましていた。すると、楊名時先生の周囲から「帯津先生はなぜ師範の審査を受けないのだろう？」という楊名時先生のお声が聞こえて来る。

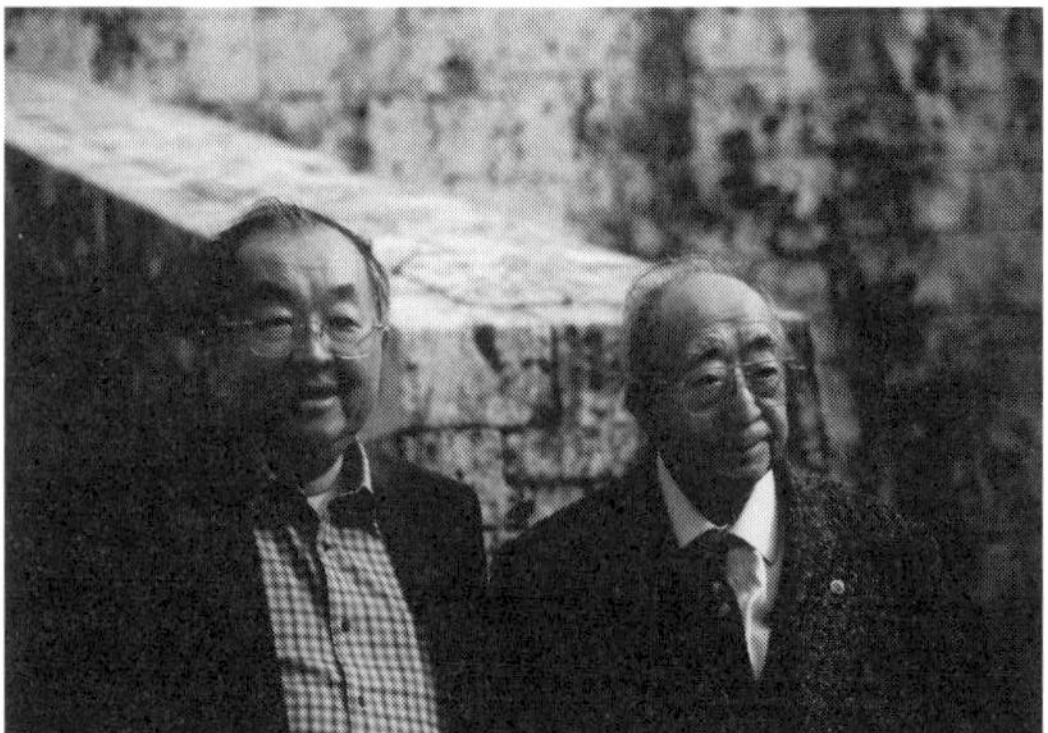

太極拳の恩師 楊名時先生と

結局、受けないと申し訳ないような気がして来てなんとか重い腰を上げ、審査に臨んだ次第である。その頃から人前で太極拳を舞うのは得意ではなかったようだ。海竜社の下村のぶ子社長が同期の桜である。

太極拳については常に未熟そのものであるが、次の二つの理由でとりわけ好きになっている。まずは、太極拳独特の套路《とうろ》である。すなわち、止まることを知らぬ、あの連綿としてつづく動きである。『太極拳全書』（人民体育出版社、一九六三）には、套路について、

如長江大河（揚子江や黄河の如く）

滔滔不絶　（滔々と流れて絶えることなく）

一気呵成　（一気に流れ行く）

と記されている。一見ゆるやかな動きのなかにこの上ないダイナミズムが秘められているのである。このダイナミズムが大きな歓喜をもたらす。最大の養生法ではないか。

次は武術としての特色である。武術の技を磨くのに、もうこれでよいという境地はない。どんなに強い相手が現われるかわからないからだ。宮本武蔵も『五輪書』のな

かで、
千日の稽古を鍛《たん》とし、万日の稽古を練《れん》とす
と言い。しかも稽古というものは
千里の道もひと足づつはこぶなり。
と言う。
終りなき修行の道である。となればあわてても仕方がない。楽しみながら一足ずつはこんでいけばいいのである。死後の世界での長い長い道程が控えているからだ。
そしてわが気功道場が賑わいを見せはじめるのが一九八〇年代の後半。気功の申し子のような鍼灸師の鵜沼宏樹さんと総師長の山田幸子さんという二人の推進役を得たことも幸いしたが、何よりも大きかったのは患

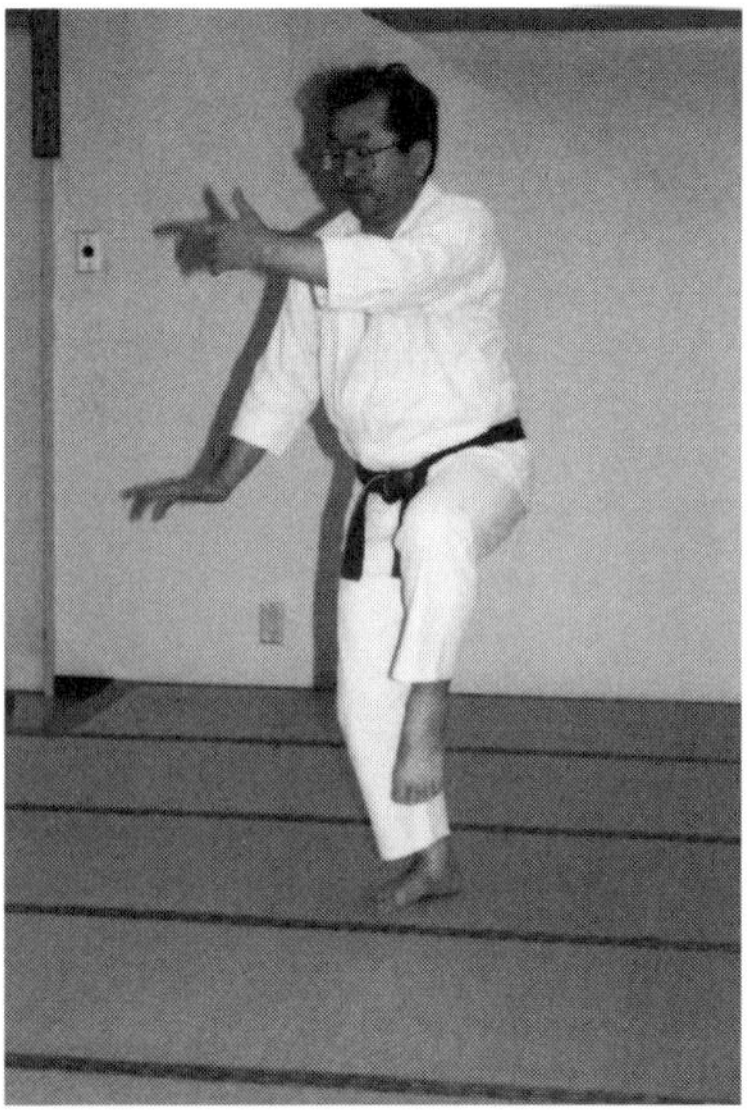
太極拳

者会の存在である。患者さんが自主的に運営している団体で、二〇年の歴史を有し二〇〇人の会員を擁している。世話人格の多くは二〇年以上も前にわが病院でがんの手術を受けた人々で、いずれも定年をすぎたこともあって患者会の活動に専念している。患者会ではなくもっと洒落た名称にしないかとすすめても皆さん笑って応えない。

現在では一五功法が週に三〇単位おこなわれていて、そのリーダーは数人の職員が担当し、患者会も専用の単位を分担している。いずれにしても、気功がこれまでわがホリスティック医学の中核を為して来たことはまちがいなく、大ホリスティックに向かうにしたがってその役割はますます大きくなっていくことだろう。

虚空との出会いと三人の草原の友

話は変わって、わが第二の故郷を紹介しよう。中国は内モンゴル自治区ホロンバイル大草原。一九八六年六月。草原の中心都市ハイラルでホロンバイル盟立病院に附属のがんセンターが設立されたのを記念して講演会が開かれた。

講師として選ばれたのが北京に新設されたばかりの中日友好医院の李岩副院長と私

である。私の名がハイラルに轟いていたわけはないから、李岩先生の肝煎にちがいない。二人してモスクワ行きの国際列車で雨の北京駅を出発して三六時間の旅。車中で二泊して朝の三時頃ハイラル駅に降り立つと、なんとホームは黒山の人。すべてが私たちを出迎える人々と聞いて二度びっくり。

ホテルに入って間もなく通訳担当の内科のアルタンサン先生がやって来て、日程の説明。往時ハルピンにあった日本の軍医学校出身とあってきわめて流暢な日本語である。一日目は近くの名所旧跡の観光、二日目に講演、と安心して聴いていたところ、三日目に先生は食道がんの手術を執刀することになっています、と言われる。

これには肝を潰した。ちょっと待って下さい、そんな話は聞いていませんよと遮《さえぎ》ると、私はお伝えするだけですから、異議がお有りでしたら病院長にお願いしますと言う。

さっそく院長室を訪れると、その手術を受ける患者さんのデータが揃えてある。手術というものはやればよいというものではなく、手術を終えた患者さんが院内を一人で歩いたり、重湯を飲みはじめるといった人心地がつくまでしっかりと見届けるのが執刀者の責任である。手術の翌々日には北京に帰る予定になっている私には執刀者の資格はない。だから執刀するわけにはいかないのだと辞退するも、術後の管理ならわれわれも十分に経験を積んでいるのでご心配なく、それに先生の手術を見学に来るようにとホロンバイル盟中の外科医に御触れを出してしまったので、どうしても先生に執刀していただかないと困るのだといって応じない。

何回か押問答を繰り返すが平行線のままだ。あまりしつこく断っていると、手術が出来ないのではないかと思われても癪だという思いも頭をもたげたりして、落ち着かないこと夥しい。ところが翌日、ホロンバイル盟政府の書記さんが私たちの歓迎昼食会を開いてくれた。書記ということは政府のトップということらしい。

病院長以下幹部の方々が、なんとか帯津先生を説得して欲しいと書記の先生に訴えている。先生が、どういうことかねと私に振って来たので、理由を話したところ、さすがは大物だ。ちっと首を傾げたと思ったら、「これは帯津先生のほうが正しい。君達も見習わなければならない」という。この鶴の一声で一件落着。

翌日の手術は外科部長のウインダライ先生が執刀。私が第一助手。若い朴棟材《ぼくとうざい》先生が第二助手という布陣で執り行われた。手術が済むとウインダライ先生の私を見る目が変わった。押問答の際は少し離れた処で憮然として腕組みをしていたのに。私が徹底的に執刀を拒否したことを同じ外科医として評価したのにちがいない。私を見る目にえも言われぬやさしさがあふれているのだ。挙句の果てに、

「先生の病院に留学させていただけないだろうか」

と来たものだ。これが彼との友情の発端である。

翌日はジープやらランドクルーザーやら、車を何台か連ねての草原行き。この時はハイラルの街から南に下った草原。草原は陽炎の中に眠っている。空の青、雲の白、草の緑の三色の世界に感動していると、陽炎の彼方に小さな黒点が。目を凝らしていると、次第に大きくなってきて人馬《じんば》の形に。やがて現われたのはオマー・シャリフ。なんと映画「アラビアのロレンス」の冒頭のシーンではないか。これまた感動。しかしこの時はまだ草原に虚空を感じてはいない。

年が明けてウインダライ先生がやって来てわが病院に六ヶ月間の滞在。病棟回診に随行したり、手術の助手に入ったり、あるいは近くの大学病院やがんセンター病院の見学にと、貪欲に日本流を吸収していく。日本語については来日前に準備おさおさ怠りなかったものとみえて、来日時は日常生活には困らないほどの会話力を身につけていたし、六ヶ月して帰国する頃にはかなり流暢に話していた。彼はダオール族である

が、モンゴル族にしても、オロチョン族にしても、草原の民は語学につよい。

彼はヘビー・スモーカーの上に酒も滅法強い。ほとんど毎晩、病院の職員食堂で杯を交わしていた。彼が帰国する際、私にも同行しないかと誘う。私は私で前回のハイラル行きで草原の魅力の一端を手にしただけで、もっともっと草原について知りたいと思っていたので、得たりやおうと応じた次第である。

このときは彼と二人で前回とは逆にハイラルから北方の草原へ。ライトブルーの空をバックにさまざまな形の白雲が奏でるシンフォニーに圧倒された。しかし、草原に仰臥《ぎょうが》して見上げる空はライトブルーから一転、深い深い紺碧の空となる。ここで初めて虚空に出会ったのである。ここから二年に一回の虚空詣でがはじまる。草原の民は草原を愛してくれる人が大好きなのである。だからいつも私の草原行きを皆さん首を長くして待っていてくれるのだ。

その草原の友の有力メンバーが孟松林《もうしょうりん》さんである。ウインダライ先生と交代するかのようにわが病院にやって来た。オロチョン族にして、当時はまだ三〇代の前半。若き青年外科医であった。また、これほど純情な人も珍しい。見るもの聞くものすべてにおどろいて目を見張っているのだ。生まれてはじめての台風に興奮し、ずぶ濡れに

なって奇声を発していたかと思うと、ディズニーランドに行って来た翌朝、いかがでしたかと問うと、興奮覚め遣らぬ様子で、

「……月がまるまるでした」

と目を丸くしている。

七ヶ月間の留学を終えて帰国するや否や推されて官途《かんと》に就き、医者は廃業。オロチョン旗の旗長、ホロンバイル盟政府の統戦部長などを経て、現在は新設なった中国社会科学院の「モンゴル民族研究センター」の所長を務めている。

「私が今あるのは、川越市での七ヶ月間のおかげです」

と言って、私の草原行きをいつも首を長くして待っていてくれる。

三番目の草原の友は初めての訪問のとき通訳をしてくれた内科医のアルタンサン先生である。ウインダライ先生と同じダオール族の出身。仕事でのお付き合いは初回だけで、あとは私がハイラルを訪れる度に、ホテルに訪ねて来てくれたり、彼のご自宅に招待してくれて酒を酌み交わす。

二〇一六年の七月に訪れたときが一〇二歳。認知症気味だとの話で、ご自宅に伺ったところ、どうしてどうしてしっかりしたもので、

「おっおう、帯津先生！　相変らず忙しいかね？」

相変らずの流暢な日本語である。このときはさすがに酒は登場しない。二年後の再会を約して別れたが、その一ヶ月後に御逝去の報に接す。彼の口癖が蘇って来る。

肉は俺の石炭、酒は俺の石油だ！　いずれあの世で再会だ！

ところでウインダライ先生も数年前に肺がんのために幽明界《さかい》を異《こと》にしてしまった。北京の病院に入院していて、私に会いたがっているという知らせが入って来たのだが、忙しくてかなわず、山田師長が会いに行ってくれたが、リーベンママ(日本のお母さん)に会うことができて殊の外喜んでいたという。この人にもあの世で再会だ。

それでもなお孟松林さんが居る。彼が居るホロンバイル大草原は私の虚空であり、第二の故郷なのだ。

気功の達人たちとの出会い

次は気功について話そう。一九八〇年九月の最初の中国訪問で気功の重要性を直観して一九八二年一一月、気功道場のある病院をスタートさせたが、気功はあくまでもわが道場内のものとの意識が強く、内外の気功界とは敢えて接触を計ろうとはしなかった。

ところが、一九八八年のいつ頃だったか、日本気功協会の山本政則会長が訪ねて来て、秋に開催予定の「第二回上海国際気功シンポジウム」に演題を出さないかと誘ってくる。日本からの演題が少なすぎるというのである。まずはお断りしたが、結局は押し切られて出題することになった。うちのがん患者さんで気功に励んでいる人のほうがそうでない人よりも再発が少ないという内容である。

統計的な処理はしていない。ただその感触を話しただけなのだが、期待以上の好評を得ることができた。しかし私の収穫はこの好評ではなく、内外の気功界の人々と知り合えたことであった。日本からの参加者は日本気功協会の山本会長と仲里誠毅氏(現・日本気功科学研究所所長)。哲学者の湯浅泰雄氏、心理学者の大須賀克己氏。空手道の吉見猪之助氏。真気功の中川雅仁氏。ライターとしてデヴュー前の小原田泰久氏などの面々。

迎える中国側で異彩を放っていたのが気功麻酔で勇名を轟かせていた林厚省《りんこうしょう》氏である。血色も服装も一際輝いていた。会場は西郊《せいこう》賓館。上海中医学院と上海市気功研究所のメンバーの多くが顔を揃えていた。

まもなく上海市気功研究所との交流がはじまる。当時の研究所はまさに梁山泊《りょうざんぱく》。名立たる気功師がごろごろしていた。まだ就職口がなかったのだろう。私が稽古場の一隅に坐って三三五五稽古をしている人々をぼんやり眺めていると
「私の気功を見てもらえませんか」

という声がかかる。

「どうぞ、お願いします」

と答えると、私の目の前で得意な功法を披露してくれるのだ。聴衆は一人で演者に向き合うのだから、一挙手一投足が手に取るように見える。

なかには感動すること頻《しき》りという技の持主がいる。かならず訊いてみる。

「・・・・どのくらいやっているのですか？」

すると異口同音に
「・・・・四〇年」

という答が返って来る。

そこで悟ったのである。気功は四〇年やって一人前と。そこでわが道場に集う人々にさっそく話したものである。

「四〇年間はつべこべ言わずに精進して下さい。四〇年たったらつべこべ言って下さい」

と。まだうちの道場は三七年目。静かなものである。さらに私が調和道丹田呼吸法の門を叩いてから、ここで四〇年。四〇年で一人前を実感している昨今である。

ここで知り合った人を挙げてみよう。なつかしい面々である。

林雅谷《りんがこく》氏。静かな語り口で調心の大事さを説く。理想的な気功人である。

柴剣宇《さいけんう》氏。長らく所長の任にあった人で、一見無骨に見えるが、どうしてどうして酒が入るとじつに剽軽《ひょうきん》者だ。

黄健《こうけん》氏。この人も一時所長を務めていた。語り口が静かな上に理路整然。内容はわからないが聴いていていて気持ちがよい。

そして最後は『中国気功学』の著者ですぐれた理論家の馬済人《まさいじん》氏だ。自らは気功は一切実践しない。私が初めて研究所内の彼の部屋を訪れたときは、初夏の頃か、天井の大きな扇風機がカラカラと音を立てて廻っていた。彼がちょうど毛筆で何かを認めているところを私が入っていったので、顔を上げて私のほうを見る。その目差のやさしさといったらなかった。

彼とは、月餅の箱を下げた人々が行き交う繁華街のとあるレストランで二人で食事をしたこともあった。どんな経緯でそうなったのかまるで憶えていないし、当然のことながら通訳をしてくれる人が同席していたはずだが、これもまったく憶えていない。ただ馬済人さんのこれまたやさしい目差と語り口だけがいまでも鮮やかに蘇って来る。

ああ、これからいいお付き合いができるなと楽しみにしていたところ、彼の訃報が届く。まだ60代の前半ということも聞いて、何か掌中の珠《たま》を失ったような思いに駆られたものである。

上海癌症倶楽部《しゃんはいがんしょうくらぶ》と郭林新気功《かくりんしんきこう》

上海といえば上海癌症倶楽部とのお付き合いも忘れられない。これはがんの患者さんたちが自主的に立ち上げた会で、がん患者さんでないと入会できない。私がお付き合いをはじめて間もなく設立一〇周年を迎えたが、そのときの会員が上海だけで五千人というからおどろいた。北京にも大連にも同じくらい存在するということなので、全国ではどのくらいの人数になるのか見当もつかない。

実際の活動についていえば、一番は毎朝の練功である。上海市を地理的にいくつかのブロックに分けて、そのブロックごとに公園や広場に集って早朝練功をする。功法は郭林新気功。かつて郭林さんという女流画家が自らのがんを克服するために編み出したという気功で、癌症倶楽部にかぎらず、中国のがん患者さんの間では最も普及している功法である。

これは、一列に並んで、吸吸吹吸吸吹《シーシーフゥシーシーフゥ》つまり吸って吸って吹《は》いて、吸って吸って吹いてという呼吸をしながら歩行していく、いわば歩く気功である。銘銘それぞれの病院で、中国医学であれ西洋医学であれ、それぞれの治療を受けながら、ここでは心を一つにして練功に励むのである。

そして時には勉強会やピクニックを開いて切磋琢磨あるいはリラクセーションをおこない、さらには主たる治療後三年を迎えた人には三歳の誕生日を、五年を迎えた人には五歳の誕生日を皆で祝う。そのための出費はわずかながらの会費で補うのであるがスポンサーもついている。それが製薬会社だというのだからおどろきだ。練功で快方に向かう分、それだけ薬を使う量が減ることになるのだから、製薬会社にとっては利潤が減少するという結果を招くのに、そのような活動のスポンサーを買って出るというのだから心が広い。

そして、いつの頃からか、上海癌症倶楽部と帯津三敬病院の間で交流会が開かれるようになる。年一回、多くは五月の連休を利用して、帯津三敬病院のメンバー、いつも二〇〜三〇人が上海を訪れるのである。常連は山田幸子総師長と鵜沼宏樹鍼灸師と私。患者会からは山口正市会長に大野聰克さん、いまは亡き田口さん。そしてその都度新しい患者さんの誰彼が集まるのである。

まずは市内の会場での交流会。こちらは二〇〜三〇名であるが、迎える上海側は袁正平《えんしょうへい》会長や李守栄《りしゅえい》さんをはじめとする幹部の面々が中心になって二〇〇人以上。個人個人の体験発表やら合唱や寸劇。ファッションショウまで飛び出して盛り上がる。

そして翌日から三泊四日の旅。場所は杭州《こうしゅう》、揚州《ようしゅう》、無錫《むしゃく》、煙台《えんたい》、蘇州《そしゅう》といった景勝の地。いつも幹部の二〜三人が同行して、毎朝郭林新気功の指導がある。美しい風景をバックにしての練功の味は格別だ。回数も多く私個人としては杭州の西湖畔がいちばん印象に残っているが、もう一つは揚州だ。ここは鑑真《がんじん》和尚ゆかりの古都。有名な揚州チャーハンを肴に杯を酌み交わしながら古都の宵を味わった。海外は初めてという フローラのママさんである永井せい子さんが参加してくれたことも良き思い出である。あの世での再会が楽しみだ。

北《ほく》戴《たい》河《が》気《き》功《こう》康《こう》復《ふく》医《い》院《いん》との交流

そして忘れてならないのは北戴河気功康復医院である。一九五六年に発足した当時は北戴河気功療養院という名称であった。北京から汽車で東へ五時間、渤海湾《ぼっかいわん》に面した松林の中にある。初代院長が後に近代医療気功の祖として崇められる劉貴珍《りゅうきちん》氏。

それまで気功法の多くは導引吐納法と呼ばれていた。その名称の由来は『荘子《そうじ》』にある。

導気令和《どうきれいわ》　気を導いて和せしめ、
引体令柔《いんたいれいじゅう》　体を引いて柔せしむ、

から導引《どういん》という言葉が生まれた。これは、体を動かすことによって、経絡を伸びのびさせることを意味する。吐納は古きを吐き、新しきを納《い》れるという意味で、呼吸法のことである。

その上に、個々の功法が独自の名称を名乗ったりして、多少の混乱を来たしていたので、劉貴珍氏が、調身、調息、調心の三要によって正気を養うことを主たる目的とする自己鍛練法を、「気功」と呼ぶことにしようと提唱したわけである。気功の〝気〟は人体内の正気のことであり、〝功〟は練功の熟練度、深まりのことである。彼の提唱のあと、あっという間に気功という名称が普及定着したことによって、私たちもごく自然に〝気功〟という名称を用いているのである。

私と北戴河とのお付き合いは、上海の国際気功シンポジウムで、劉貴珍氏の娘さんの劉亜非《あひ》さんと、お弟子さんの張天戈《ちょうてんか》さんにお会いしたのが始まりである。その後間もなく、北京の李岩先生のご子息の李志剛《りしごう》さんに連れられて北戴河を初めて訪れた。そのときのことはほとんど覚えていない。覚えているのは、張天戈さんの気功教室で私が講演したことと、当時の陶《とう》副院長が酒好きで毎晩酒を酌み交わしたことぐらいである。

張天戈さんといえば、『気功療法実践』の日本語版への序を書いている。その中の私の練功経験から言えば、功法は簡単なのがよく、動作は軟らかいのがよく、呼吸はゆっくりがよく、意念は遠い（軽い）のがよく。自分で練功することを大切にし、蚕が糸を出すようにコンスタントに気長にやるのがいいという一節が、と書いているのが、彼の物静かな人柄と相俟《あいま》って忘れられない。

次なる訪問は気功療養院開設四〇周年の祝典が開催されたときである。一九九六年の八月だったか？　そのとき劉貴珍先生の銅像の除幕式も併せて行われた。何らかの理由で出席をきめるのが遅くなってしまい、北京経由の便に空きがなく、上海経由になってしまった。同行は当時、私の病院の職員だった鍼灸師にして気功の申し子である鵜沼宏樹さん。上海から秦皇島《しんのう》行きの便でいっしょになった上海市気功研究所々長の黄健《こうけん》さんと三人で北戴河へ。

式典では劉亜非さん率いる五〇人くらいの一団による太極拳演武。さすがに本場だけあって、じつに見事。智能功の総師庞明《ほうめい》先生の顔が見える。周恩来《しゅうおんらい》さんを髣髴《ほうふつ》とさせる風格である。日本からは私たち二人だけ。来てよかったと胸を撫で下ろす。

前回宿泊した欧風の迎賓館は欧米からのお客さんでいっぱいで、あなた方は身内だからと言われ、お粗末な宿舎へ。私は名誉院長だったのかもしれない。

海を臨む広い松林の中にいくつもの建物が点在し、その間にある広場ではいくつかのグループが練功に余念がない。リーダーの掛け声が青空に谺《こだま》している。

その後も二〜三回訪れたような気がするが、記憶が定かではない。劉亜非さんと張天戈さんには日本でも度々お会いしている。劉亜非さんが私の病院の道場で太極拳を披露してくれたときは、あらためてその技の見事さに敬服したものである。

「太極拳のご経験は四〇年以上ですか？」とうかがったところ、「いえ、三四年です。」とのことであった。

北京医学気功会議とも副主席として、しばらくお付き合いをしたが、現在ではすっかり縁が切れてしまった。しかし、私の病院のホリスティック医学のなかで気功はいつも中核を為して来た。病院の気功道場は今年で三七年目に入ったが、病院開設以前から調和道丹田呼吸を始めていた私は、ここでなんと気功歴四〇年を迎えた。その意味ではあの上海市立気功研究所の達人たちに並んだのである。

しかし、一人で趣味として練功していたのではとても四〇年は続かなかった。常に目の前に患者さんという相棒がいたからこそ出来たのである。共に手を携えて精進する仲間がいたからこその快挙だ。感謝感激雨あられとはこのことである。

ホピ族の呪い？

アリゾナ州の小さな町フラッグスタッフ近くに居住するホピ族を訪問したときの話をしよう。その旅に誘ってきたのは真気功《しんきこう》の中川雅仁さん。彼とは一九八八年の第二回上海気功シンポジウム以来の付き合いである。初めはインディアンに興味はないからとお断わりしたが、再三の誘いにほだされて腰を上げたというわけである。

その中川雅仁さんがホピ族訪問を思い立った経緯は何なのか。少し長くなるが、『ホピ的感覚』(小原田泰久、KKベストセラーズ、一九九五)から引用しよう。

一九九四年八月、アリゾナの砂漠の真っ只中を、私たち五人の日本人を乗せたワゴン車が、アメリカ・インディアンのホピ族が住む小さな集落、ホテヴィラ村へと向かっていた。

村では、ホピ族の長老、マーティン・ガスウィスマー氏が待っている。マーティン氏は、ホピ族に何千年も前から伝えられている預言《よげん》を、次代に伝える役割を託されていた。その預言は、物質文明にどっぷりとつかってしまった人類に対する警告でもあった。しかし、村に近代文明が入り込むにつれて、マーティン氏の言葉を聞き入れようとする村人は、どんどん減っていった。ホピ族の若者たちは、いつしか迷信めいた預言にこだわっている長老を邪魔者扱いし、彼らに対して、危害を加えようとまでするようになったのである。

こうしたほとんど孤立した状態の中で、マーティン氏と彼を支持するほんの数人の人たちが、目を世界に向け始めたのは最近のことである。彼らが発する声を真剣に聞くことができる人が、世界のどこかに必ずいると信じ、彼らは世界に散らばった「兄弟」を探し始めたのである。

マーティン氏のもとに向かっている五人が、その「兄弟」である可能性は非常に高かった。なぜなら五人とも、マーティン氏らと同じように、物質がすべてだとする現代の価値観に疑問を呈し、さまざまな障害にも屈することなく、それを行動で示していたからである。

映画監督の宮田雪氏、宮田氏の心強い協力者である大場正律氏、ホリスティック医学の帯津良一先生、気功師の中川雅仁氏、それに私(小原田泰久)の五人である。

覚えていることを思い出すままに語ってみよう。どこまでも続く荒野の中の一本道。迫り来る角張った赤土の山々。どう見ても「リオグランデの砦」、「黄色いリボン」の世界である。マーティンさんの家で、お茶請けに生のニンジンが出たが、どうにも食べる気になれなかった。

大きな石に彫ってある「ホピの予言」を写真におさめようとしてカメラを向けたがシャッターが下りない。別のカメラのシャッターも下りない。何か霊的な力が働いているのだろうか。

ウラニウム鉱山で働かされて被曝したナバホ族が入院している病院を訪ねた。中川雅仁さんの真気功で治療のお手伝いをしたいと院長に申し出たが、あっさりと断られた。それはそうだろう。私が院長でも断わったに違いない。

そこで、コミュニティセンターで在宅患者さんに気功治療をすることにした。どのようにして連絡したのかわからないが、最初の一〇人ほどが治療をうけて帰ると、次々と患者さんがトラックでやって来る。大忙しの中川さんがついに音をあげて、「帯津先生も手伝ってよお！」と言うので、私も気功師よろしく外気功を施す破目に。トラックは次々にやって来る。これ以上は無理だとばかりに皆して裏口から逃げたして、一巻の終り。

もう一つ、村の中を歩いているとき、どこからか見張られたり、尾行されているような感じに襲われる。宮田雪さんによれば、これは近代化のグループの人たちによる監視だという。

帰国した翌年の三月初旬、咳が止まらなくなり、原因が掴めないこともあって周囲が心配し、自分の病院に入院。咳は三日後には鎮静化したが、今度は左足に痛風発作。そのために入院がやや長引いているところへ、ホピ族訪問に同行した小原田泰久さんから電話がある。

中川雅仁さんが講演先の長野市で脳出血のために入院したという。ついては東京都内の病院に転院したいので、しかるべき病院を紹介して欲しいとのこと。私も入院中なので、二〜三日待って欲しいと言うと、彼もいささかおどろきの体《てい》。翌朝、再び電話で、

「先生、おどろかないで下さい！　宮田雪さんがロサンゼルスで倒れました、くも膜下出血だそうです、時差を考えると、三人が同じ日に倒れています。」

と言う。

私は一週間ほどの入院で済んだが、中川さんと宮田さんはもう少し長い時間を要した。それでも全員が退院した頃、アメリカ在住の大場正律さんから電話。これはどう考えても、ホピ族の近代化派の呪いによるものだからということで、御祓《おはらい》をしたという。

私としては信じられなかったが、その一年後の一九九六年三月上旬、めまいの発作で短期入院。このときようやくホピの呪い説が真実味を帯びて来た。さらにその一年後の3月上旬、再びめまいの発作。頭部CTなどの検査はいずれも異常なし。血圧も正常。メリスロンなどの薬剤を服用しても数日間は続く。

そのまた一年後。三月の第一週はお休みにしなさいという山田師長から言われていたが、一日くらいはいいだろうと、講演を引き受けたところ、その講演中にめまいが発生。話を中断するわけにはいかないので、テーブルの縁をしっかり握って、なんとか凌いだものである。

そのまた一年後の三月を前に、イギリスのスピリチュアル・ヒーリングの講師であるジャック・アンジェロさんに話したところ、私におまかせ下さい、ヒーリングで治しましょう、三月の第一週の七日間、毎日ヒーリングの遠隔治療をしましょうと言われた。毎日午後九時に祈りを送りますから、しっかりと受けて下さいとのことだった。

三月の第一週の一日目の夜は、文京区にある渥美和彦先生のお宅で統合医学会の会合が開かれていた。私はといえば、夜の九時にロンドンから祈りが来ることを失念していた。ところが、会議中に突然両足の裏が温かくなってくる。はて?、床暖房でも入ったかと思いながら腕時計を見ると九時である。そこではっと気がついた。あっ！　ジャック・アンジェロだ！

と。それから、夜の九時になると身を正して待つことにした。足の裏が熱くなって、その熱が膝上まで昇って来るのだ。きっちり一週間で終了。

その翌年の三月を期待していたが、めまいはやはりやって来た。しかしかなり軽くはなっていたので半分期待。そのまた翌年の三月はまったくめまいはなくなり、そのままめまいとの無縁の三月になったのである。ジャック・アンジェロ先生のパワーのおかげである。

これには後日譚がある。一〇年以上経て、突然めまいがある。ホピ族とは関係ないと考えて、ホメオパシーなどで対処して収まったが、数日して川越の養生塾のメンバーが、「先生、いま東京でホピ族の映画をやっていますよ！」と言うのである。

ああ、やはりホピと関係があったのだ。ホピの呪いはまちがいではなかったのである。

スピリチュアル・ヒーリング

ジャック・アンジェロ先生の話がでたところで、スピリチュアル・ヒーリングについても一言触れておきたい。スピリチュアル・ヒーリングはイギリスではごく普通に行われている代替療法で、宇宙の根源からパワーをいただき、クライアントのチャクラに向けて、手掌から放射する方法である。科学的根拠はほとんど無いのに、これが健康保険の対象になっているところがすばらしい。さすがは大英帝国だということで、日通ロンドンからの来訪者のすすめにしたがって、スピリチュアル・ヒーリング研修ツアーを実施した。

時は一九九六年の二月。団長を務める私を含めて一行は七人。わが国ではスピリチュアル・ヒーリングの知名度はまだまだだ。しかし、そのなかに大物が一人。大阪大学で「医学概論」を講じていた中川米造先生である。たしか日本ホリスティック医学協会の顧問をされていた。雲の低く垂れこめた寒寒とした夕暮のヒースロー空港に到着。

スピリチュアル・ヒーリングそのものについては拙著「ホリスティック医学私論」（源

草社、二〇一七）から参照されたい。

私たちの受け入れ先は、National Federation of Spiritual Healers（略称ＮＦＳＨ。英国スピリチュアル・ヒーラーズ協会）。イギリスにおけるスピリチュアル・ヒーラーの最大の民間組織である。私たちに、そのトレーニング・センターでの三日間の研修を用意してくれた。

このＮＦＳＨの定義によると、スピリチュアル・ヒーリングとは、祈りあるいは瞑想と手かざしによって、からだ、こころ、いのちの病を癒すことである。そして祈りといっても、神に祈るのではなく、宇宙の根源（ソース。Source）に対して、自分のスピリット（この場合も霊というより、生命場と呼んだほうが適切な感じである）を共振させるのであるから、あくまでも科学技術の範疇に属するものであって、宗教とは一線を画している。

さらにこの治療は、通常医学であるところの西洋医学をはじめ、他のいかなる治療法に対してもComplementaryな（補足的な）方法であって、決してAlternativeな（代わりの）ものではないことを強調している。私は会話のなかで、ついAlternativeを使って、何回もたしなめられたものである。

さらに、ＮＦＳＨのカリキュラムを終了すると卒業証書といっしょに、「会員行動規範」が与えられる。ここには、たとえば診断的な行為をしてはならないとか予後に言及してはならないということが明記されていて、彼らがいかに自らをきびしく律しているかを窺い知ることができる。

もう一つ感心したのは、認定試験がないことだ。このようなことは絵を画くことといっしょで、多少の旨い下手はあっても、誰もが出来ることだというＮＦＳＨの発想から、一定のカリキュラムをこなせば誰でもヒーラーになれるのである。だから卒業証書を持って監督官庁に申請すると即座に営業許可証が出る。それを手にした途端、その日から治療行為ができるのである。しかし効果が出なければクライアントの信頼を得ることはできない。だから、その日から一流のヒーラーを目指しての難行苦行が始まるのである。

一方がきびしく自らを律し、一方がこれを信頼する。この信頼関係があったからこそ、スピリチュアル・ヒーリングが一つの医療行為として英国社会のなかにしっとりと融け込むことができたのではないだろうか。しかも、自らを律する反面、ヒーラーたちは自分の仕事に対して誇りをもって、生き生きと仕事をしていた。

初日の冒頭にホテルの喫茶室で何人かのヒーラーを紹介され、英国におけるヒーリング事情の一端を垣間見ることができたが、そのなかにアニー・ボーエンさんという女性のヒーラーがいた。年の頃は四〇歳台か、以前は女優さんであったというだけあって、すらりとしたきれいな女性である。ヒーラーは美人に限ると途端に悟った。

ロンドン市内で、ヒーラーの働いているクリニックを訪ねて回ったあと、いよいよスピリチュアル・ヒーリングの三日間のセミナーが始まった。講師は前述したジャック・アンジェロさん。NFSHの専任講師である。長身、眼光炯炯《けいけい》、高い鼻梁に白い顎ひげの五〇歳くらいの男性である。トレーニング・センターはロンドンから西へ、ヒースロー空港を越えて車で一時間半ばかりのキャンベリという小さな町にある。

森に囲まれた、いかにもイギリスらしい古い建物はH・P・ブラヴァツキーの神智学関係のもので、一階の廊下の一角に、彼女の肖像画が掛けてある。異常な霊媒性を備えていた人というだけあって、目を剥いたなんとも怖い形相である。夜半に一人では会いたくない。いつもここを訪れるのは夜のとばりにつつまれてから。初め、玄関で案内を乞うたが返事がない。はて？　と思っていると目の前に音もなく忽然と白髪の老婆が現れた。おどろいて思わず身を引いたほどである。

食堂やロビーでも、どういうわけか数人のお婆さんに行き交い、次第に顔を覚えて挨拶を交わすようになる。それにしてもお婆さんばかりで、お爺さんは一人もいない。なぜだろう。お爺さんはお婆さんたちに喰われてしまったのではないかと考えたりしたものである。

ロンドン中の怪しげな人々がここに集まるといわれるくらいだから、お婆さんたち以外にも行き交う人がいる。昼食後食堂の一角でくつろいでいると、毎日、一人の男が右側から入って来て左側へと足早に取り抜けて行く。中肉中背で、どちらかというと丸顔。私に向かって目で会釈していくのだが、じつにやさしい目差《まなざ》しだ。何処の何方かはわからないが、毎日のことなので、その顔が脳裏《のう》に焼き付いていたものである。

帰国してすぐに、神智学はさて措《お》き、まずはシュタイナーの人智学から勉強してみようと池袋の行きつけの書店へ。勝手知ったる書棚から人智学の本を一冊手に取る。表紙を開ける。その途端、あの右から左へ抜けて行く男の顔が現れたのである。

え！　あの男はルドルフ・シュタイナー⁉　ぞうっと背筋に寒気が走る。翌年、ブラヴァツキーの館を再び訪れた際、シュタイナーゆかりの人の存在を問うたが、答えはＮＯ。とすれば、あれはルドルフ・シュタイナーの亡霊か？　何のために？

アンドルー・ワイル氏との出会い

一九九七年、統合医学のオピニオン・リーダーともいうべきアンドルー・ワイル(Andrew Weil)先生がニューヨークの出版社から「インテグレイティブ・メディスン(Integrative Medicine)」なる雑誌を発刊した。

まもなく、私にその雑誌の編集委員の一人になってくれとワイル先生から手紙がくる。えっ？　英語が苦手のこの私が？　と訝しんだが、日本医大の高橋秀実先生の参加も心強く、結局はお引き受けしたのである。

さらにまもなくしてまたワイル先生からの手紙である。ニューヨークで、この雑誌の刊行記念パーティを開くので出てこないかというのである。そんな暇はないうえに、ニューヨークまで出かけて行くなんてとんでもないと欠席を決め込んでいたところ、上野圭一さんから出席すべきだと言われる。この雑誌の存在はやがて医学史上燦《さん》として輝くものになるだろう。その発刊パーティに私の名が残るとしたら、こんな名誉なことはないというのである。

そんなわけで、急遽出席することにした。パーティの日の午後にニューヨークに入り、北野ホテルに旅装を解いて、その足でパーティ会場に。一泊して翌日の朝の便で帰国するという超スピーディな旅である。通訳はたまたまニューヨークに住んでいた病院の事務総長の娘さんにお願いした。

パーティ会場は、この雑誌の発売元の出版社の持ち物のホール。どのくらいの人数が集まっていたか記憶がさだかではないが、十分に余裕のある居心地のよい佇まいだった。服装は皆さんじつに気楽なスタイル。主役のワイル先生がポロシャツなのだから、推して知るべしなのだ。

開会予定の時刻になっても、司会者の発声もなければ、ワイル先生の挨拶もない。ましてて来賓の祝辞もない。参加者のそれぞれがワインのグラスを手にしての開会である。アルコールといえば初めから終りまでワインだけで、ビールもなければウイスキーもない。そのワインにしても、決して高級品でないことは、ワインに疎い私でも察知できた。

食事も質素そのもの。三種類のおつまみしかない。まず正面の壁際のテーブルの上に、お線香立てのような陶器が二個並んでいて、一つにはキュウリとニンジンのスティックがお線香よろしくぎっしりと立ててあり、隣の陶器にはマヨネーズがたっぷり。好きなスティックを取ってマヨネーズをつけて食べろというのである。正面に向かって右手のテーブルの上には、ちょうどサッカーボールくらいの大きさのチーズの玉がごろんと置いてあり、傍にはナイフが。銘銘、好きなだけナイフで切って食べろというのだろう。向かって左側のテーブルの上には、一口で食べられるような小型のサンドウイッチが山積みされている。具はすべてスモークサーモン。いくら注意して見てもスモークサーモンだけだ。

マヨネーズもチーズも嫌いで、パンが大嫌いな私には食べる物がないというわけだ。そして例の赤ワインとくれば、ここでは一切飲み食いするなといわれているようなものである。それでも皆さん、ワイングラスを手に悦に入って談笑している。雰囲気はすこぶるいいのだ。ワイル先生も大満足にちがいない。

通訳の娘さんにわが胸中を吐露。

「こんなお粗末なパーティで、よく海外から人を呼ぶ気になるものだ……」

「……呼ぶほうも呼ぶほうなら、来るほうも来るほうですよぉ……」

違いない。一本とられた形だ。

そろそろ夕食時だといって散会。ホテルに帰ってみたら、なんと「なだ万」が入っているではないか。地獄に仏とはこのことだ。刺身にお銚子で至福の時だ。そこでつらつら考えた。本来のパーティはあれでよいのではないか。日本のそれは騒ぎすぎなのだと。

一年ほどしてワイル先生に再会した際、売れ行きはどうですかと問うたところ、「いやあ、売れないので廃刊にしました」とのこと。うん。あれも遠きあこがれの日の物語の一つだったのだ！　となぜか至極納得したものである。

ホリスティック医学協会会長に

突然、話が舞い込んで、一九九七年八月、サンフランシスコ州立大学を訪れることになった。州立大学のホリスティック医学研究所で「一〇〇日間ですべての代替療法を伝授する」というプログラムが実施されており、その一端を経験するというツアーの団長を私が務めることになったのである。

プロモーターがどのような組織だったかはおぼえていないが、中川米造先生のご子息の中川朋《とも》さんがコーディネーターを務めていた。この企画の背景には、当時、代替療法の人気が高まって来た米国では、代替療法を扱わない開業医からの患者離れがはじまり、危機感をおぼえた医師たちが「一〇〇日間ですべての代替療法を伝授する」というプログラムに殺到するようになった、という事実がある。

参加者は一六名。ホリスティック医学協会の黒丸尊治さん、鍼灸師で美人の山口勢子さんの顔も見える。その内訳は、医師六名（外科一名、心療内科二名、内科一名、リハビリ科二名）、歯科医師一名、保健師一名、アロマテラピスト一名、気功師一名、その他四名、と多士済済。さすがはホリスティック。

プログラムの中の五日間の講義をそっくりそのまま受けたわけであるが、内容はまったく忘れてしまった。よく覚えているのは、初日にプログラムのオリエンテーションをしてくれたメアリー・ベス・ラブ（Mary Beth Love）教授だ。姓名を知った途端、高校時代に池袋の人世座で観た、マービン・ルロイ監督の『若草物語』を思い出した。四人姉妹の四女の名がベスだった筈だ。演《えん》ずるはマーガレット・オブライエン。長女がメグ（ジャネット・リー）、次女がジョー（ジューン・アリスン）、三女がエイミー（エリザベス・テーラー）。ラブ博士も負けず劣らずの美人。中年の色気がいい。

結局のところ、さすがはホリスティック医学発祥の地サンフランシスコだ！　何から何まで一日の長があるといささか興奮の体で帰国。その興奮醒め遣らぬところへ、同志の山本忍さんから電話がある。辞意を表明した藤波譲二会長の後を継いで、日本ホリスティック医学協会の二代目の会長になってくれというのである。私はといえば、会長にはまったくそぐわないことくらい十分に承知しているのに、サンフランシスコから持ち帰った興奮に背中を押されて、引き受けてしまった。時は一九九七年の九月の頃。就任に伴う手続きのようなことは一切覚えていない。実際それどころではなかったのだ。

親友中の親友、片柳照雄さんがくも膜下出血で倒れ、自らが院長を務める病院のICUに入院したのである。意識はない。予後はきびしい。山田総師長運転の車で何回通ったか。一九九七年一二月二七日、幽明界を異にして、告別式は一九九八年二月一日。万感こもごも到って何を話したらよいかわからないので私の弔辞をもってそれに代えたい。

弔辞

帯津　良一

片柳先生、あなたが旅立たれた日の前日、あなたの枕元で別れの盃を傾けながら、私は夏目漱石の『野分』の一節を思い出していました。

「理想の大道を行き尽くして、途上に斃《たお》るる刹那に、わが過去を一瞥のうちに縮み得て合点が行くのである」

片柳先生、あなたの一生はまさに理想の大道をまっしぐらでした。外科医としては手術の奥義を極めました。あなたほどの名手を私はほかに知りません。そして何よりも友愛記念病院です。ここにあなたは理想の医療を求めました。

それをほぼ手中に収めたかに思えた矢先の旅立ちです。しかもあまりにも突然の旅立ちです。理想の大道を行き尽くして、途上に斃るるの感がなくもありません。

しかし、あなたの理想は鹿野院長をはじめ、あなたが手塩に掛けて育てたスタッフが立派に引き継いでいくことでしょう。このことをあなたがＩＣＵに留まっていた五十余日の間に、私ははっきりと確信しました。

いいスタッフを育てましたね。心から敬意を表します。育てあげたあなたに、そしてそれに応えた彼らに。そして、いい家庭にも恵まれました。

あなたは一瞥のうちに縮み得て合点したのですね。それでなければ、あのときのビールがあんなに旨いわけがありません。
やはり、あなたは理想の大道の彼方に虚空が見えていたのです。そして、さらなる理想を求めて虚空への一五〇億年の旅に旅立ったのですね。
片柳先生　道中ご無事で、
BON VOYAGE！　また会いましょう。

日本ホメオパシー医学会発足

そして、大ホリスティックの道へと続く

日本ホメオパシー医学会の発足が二〇〇〇年一月。このあたりからの事情はほとんど活字になっている。なにしろ会長職にあった一八年間で上梓した著作は二三〇冊。ひと頃、「月刊おびつ」と揶揄《やゆ》されたのも決して誇張ではなく、二三〇冊を一八年で割ってみると年に一二冊強になる。

大抵のことは書き尽くしているので、いま、それほど定かでない記憶を辿って書くよりはその時点で書いたものの方がより正確で生生《なまなま》しい（Vivid）のではないか。そこで、二三〇冊の著作以外で、多くの人々の目に触れていないものと考えていたら、あっ！　学会誌だ！　と気がついた。ということで、ここで学会誌に掲載された文章のいくつかを紹介させていただくことにする。

まずは**『ホメオパシー医学』（日本ホメオパシー医学会）の創刊号**である。刊行は学

会発足より八年遅れて、二〇〇八年の一二月。その巻頭言である。題して「創刊にあたって」

学会創立八周年にして、はじめて学会誌が発刊される。喜ばしいことである。遅きに失したという感がないこともないが、これまでの学会の歩んできた道を振り返れば、至極必然、まことに時宜を得たものと思う。

ある日曜日、今でもホメオパシーの分野で活躍している三人が、川越の私の病院にやって来たのがはじまりである。ホメオパシーを日本の医療のなかに弘めるという夢を抱き、そのためには医者がホメオパシーをやらなければ駄目だということで、帯津が舞い上がったと見て、学会の設立を促すためにやって来たというわけである。

私はというと、決して舞い上がったわけではないが、それまでホリスティック医学を目指すなかで多くの代替療法に接し、これを日々の臨床に用いていたある日突然覚ったのである。

現在私たちが手にすることのできる医学のなかでホメオパシーほどホリスティックな医学はない。ホリスティック医学を目指す者、ホメオパシーを避けては通れないと。

そこで勉強を始めたというわけである。

だから、本命はあくまでもホリスティック医学。学会設立などということは少しも念頭になかった。しかし話をうかがっているうちに、急速にその気になってきたのである。ホメオパシーを日々の臨床で用いる医者が増えるということは、患者さんの話をしっかりと聴いて、その全体像をつかもうとする医者が増えるということである。

ホリスティック医学の普及にはもってこいの話だ。それよりも何よりも日本の医療の質の向上につながるではないか。よし、やろう！　ということで学会の理事長を喜んでお引き受けすることになったのである。

それからは私の予想に反してとんとん拍子で事が運んだ。集まった皆さんの努力もさることながら、時代の必然ということを感じざるを得ない。まずは設立総会に五〇人ほどの医師の参加を得たことと獣医師さんたちがいち早く行動を共にしてくれたことによって好スタートがきれたことはまちがいない。

そしてグラスゴウである。バースで開かれたファカルティのコングレスに初めて出席し、当時の会長のボブ・レクリッジ先生とスティーヴン・ケイン先生にお会いして、私たちの学会の指導をお願いした日のことは忘れることができない。

次いでグラスゴウでの研修。第一日目の第一時限は、私でさえ名前を知っていたデヴィド・レイリー先生の授業。あのときの緊張が今でも蘇ってくる。身体が憶えているのだ。

グラスゴウには合計で何日間滞在したのだろうか。まさに私にとって六〇の手習いであったが、それだけに若き日の学生時代に優るとも劣らない青春の郷愁がある。生涯忘れられない思い出となってしまった。

さらには、これまた不安の中を船出した研修制度。この不安も杞憂であった。グラスゴウの先生方と会員の皆さんに心から感謝したい。しかも着実に広がりを見せてきている。なぜかといえば、最初の頃は私の知人ばかりだったのが、今では見知らぬ人が圧倒的に多くなっているのだから。

私的なことを申し上げれば、今では、私のホリスティックながん治療にとってホメオパシーがなくてはならない存在になってしまったし、何よりも私のホリスティック医学への情熱をよりいっそう燃え立たせてくれた。

私だけではない会員の皆さん一人ひとりがホメオパシーから新たなる人生の糧を得たにちがいない。

開幕戦は十分に楽しんだ。

さあ、これからが正念場だ！

創刊号だけあって、学会発足時の情況の一端と会長としての意気込みが伝わって来る。なお、私の病院にやって来た三人とはギリシャ語とラテン語に通じた博物学者として名高い大槻真一郎先生と皮膚科の細谷律子先生と板村論子先生である。

二番手は**『ホリスティック・ニューズレター』（日本ホリスティック医学協会）の七五巻**。二〇〇九年のホリスティック医学シンポジウムの抄録集である。

シンポジウムのテーマは「いのちの旅　～ホリスティック医学の死生観」

開会のあいさつとして、わが題名は「つつがなき旅を！」

青木新門さんとの出会い

およそ一五年ほど前のことです。見知らぬ人から一冊の本が送られて来ました。手紙が添えてあります。

「先日のあなたの講演、特に死生観に関する件に感銘を受けました。そして、是非この本を読んでいただきたいなと思ったのです」

この一冊こそ、青木新門さんの『納棺夫日記』（文春文庫）でした。もちろん初対面でした。なにげなく手に取りページをめくり、気がついたら読み始めていました。しかもその日のうちに読了しました。

多くの方々からご著書が送られて来ますが、こんなことは初めてでした。おまけにもう一つ初めてのことをしてしまいました。読み終わるや否や、間髪を入れず筆を取り、その見知らぬ人に礼状を認め、その中で、青木新門さんにお伝え願いたい。上京の折あらば川越まで足を延ばしてほしい、と書いてしまったのです。驚いたことに二週間ほどしてお二人揃って、川越に現れたのです。

「なにかお序ででも？」

「いえ、先生にお会いしたくてやって来ました」

その夜は川越で痛飲。一夜にして旧知の間柄になってしまいました。

『納棺夫日記』の中で、いちばん大事で、いちばん好きなところ、「末期患者には、激励は酷で、善意は悲しい。説教も言葉もいらない。きれいな青空のような瞳をした、透き通った風のような人が側にいるだけでいい」

死に直面して不安に嘖まれる末期患者を癒すことができるのは「がんばって！」という激励でもないし、「大変だねー」という善意でもなく、ただ、きれいな青空のような瞳をした、透き通った風のような人が側にいるだけでいいというのです。

そして、その人はただ、いたずらに生を謳歌するのではなく、折にふれて自らの死に思いを馳せている人のことだと言います。何も語らなくてもいい。黙って側にいるだけで死に逝く不安が和らげられると言うのです。

よく分かります。私たちは一人で虚空からやって来て、また一人で虚空に帰って行く孤独なる旅人です。誰もがその胸に旅情を抱いて生きているのです。旅情とはよろこびとかなしみ、ときめきとさびしさ等が交錯する、しみじみとした旅の想い。自らの旅情を慈しみ、相手の旅情に敬意を抱くことによって、私たちは潤いのある人生の旅を手にすることができるのではないでしょうか。その潤いは人生の場づくり。潤いの場の中を一日一日、養生を果たしていくことこそ、私たちが生きていくことなのではないでしょうか。

身体を労り、病を未然に防ぎ天寿を全うするといった従来の消極的で守りの養生は本来の養生ではありません。第一、天寿を全うして死を以って終わりでは、いかにもつまらないではないですか。養生とは生命を正しく養うことです。対象は身体ではなくあくまでも生命。

生命とは内なる生命場のエネルギー。エネルギーは連続した無数の値を取り得ます。日々、このエネルギーを高めていき、死ぬ日が最高。その勢いを駆《か》って死後の世界に突入するといった攻めの養生こそ、本来の養生ではないでしょうか。死を以って終わりではなく死後の世界への展望が開かれているところがいいですね。

さらには日々高めていくといっても、常に一定の比率でというわけではありません。上げ幅は色々でしょうし、場合によっては後退を余儀無くされるということもあるでしょう。でも、間違いないことは、時々、生命場が小爆発を起こして一気に駆け上がることがあるということです。ベルクソンの生命の躍動（エラン・ヴィタール）とはこのことでしょう。

そして最期の日がやって来ます。生命の躍動のクライマックスです。いや、わが人生のクライマックスです。内なる生命場の大爆発によって身体は粉々に砕けて飛び散り、生命エネルギーは虚空に向かって放たれていきます。

かくして、死は養生のクライマックスなのです。なにも死に直面して狼狽することはないのです。死を養生の旅における街道の一里塚、あるいは『東海道中膝栗毛』で弥次さんと喜多さんが泊まる旅籠屋のようなものと考えればいいのでしょう。

いのちの戦友にエールを送る

死は生命《いのち》にとって決して敵ではなく味方なのです。いや生命の一部といった方がよいでしょう。二一世紀も早九年。二一世紀が本当にいのちの世紀であるならば、もうそろそろ私たち一人ひとりが、このことに認識を深めていかなくてはならないのではないでしょうか。

自身ががんに冒され、見事に生還したアメリカの精神科ダヴィッド・S・シュレベールさんは、その闘病記の中で、いみじくも述懐しています。(『がんに効く生活』NHK出版)

「がんとの闘い方を知るということは、とりもなおさず私たちの内なる生命力の育み方を知ることにほかならない。しかも、それは必ずしも死との闘いとは限らない。この闘いに勝つことは、生命の本質に触れ、また生命をより美しく輝かせる完全さや平安を得ることにつながる。死がこの勝利の中に含まれることもある……」

だから、青木新門さんは、きれいな青空のような瞳をした、透き通った風のような人が側にいるだけでいいと言い、私は戦友たちに向かって、がんばって！ と言い続けているのです。ただし、このがんばって！ はGOOD LUCK(幸運を祈る！)、あるいはBON VOYAGE(つつがない旅を！)の意味ですから、誤解無きよう。

畏友青木新門さんとの懐かしくも楽しい出会いである。『納棺夫日記』の中にある、死に直面して不安におののいている人を癒すことのできる人は、その人よりも一歩でも二歩でも死に近いところに立つことのできる人である。

という文章に啓発されて、今日を最後と思って生きることにしたのである。おかげで毎夕、最後の晩餐を楽しんでいる。

三番手は**『ホメオパシー医学』の第二巻**。刊行は二〇〇九年の一二月。その綜説の一部である。題して「ホメオパシーと気功」

総説ホメオパシーと気功―他力と自力の統合―より一部分を抜粋

スイスのルツェルン。二〇〇六年の秋。第六一回LIGA国際ホメオパシー学会の懇親の夕べが湖畔を巡る遊覧船上で開かれていた。リラックスしたさんざめきのなか、スペインのカルロス(Carles Amengual I Vicens)さんとの気功談義に花が咲く。

カルロスさんは私たちの日本ホメオパシー医学会がLIGAに加盟したときの会長で、現在もキャビネットの一翼を担っている。長身に貴族的なマスク。英語、中国語などの語学に通じている上にバグパイプを操るなど多才多芸の持ち主である。その彼が気功を愛好している。週に二回、早朝の裏山で仲間と練功しているという。彼の師匠は、なんと北京の世界医学気功学会で私も面識のあるガルシアさんだ。

ベルギーのオステンド。二〇〇八年の初夏。第六三回LIGA国際ホメオパシー医学会の代表者会議の際、昼食を認めている私の隣の席にカルロスさんが静かに坐る。不吉な予感。

「ドクター・オビツ！　あなたは二年前のスイスのルツェルンで、二一世紀はホメオパシーと気功の時代だと言いましたよねぇ」

言ったにちがいない。これは私の持論であるからだ。

「……ついては一つお願いがあります。来年ポーランドのワルシャワで開かれるLIGAの大会で、ホメオパシーと気功という演題で喋ってくれませんか？」

とんだことになった。不吉な予感は的中したのである。言下にお断りする。

「なぜ？」

「私は英語を喋れません」

カルロスさんも簡単には引き下がらない。ところが突然閃く。東西の狭間にあるポーランドのワルシャワで、東の文化の気功と西の文化のホメオパシーをドッキングさせるなんて、これはロマンだ。

ロマンといえばもう一つある。

大好きな作家サマセット・モームが第一次世界大戦の折、英国の諜報部員として赴いた最初の任地がルツェルンだったのである。

「やってみましょう！」

「……ありがとう！」

と固い握手。

ポーランドのワルシャワ。二〇〇九年の夏。聴衆はきわめて少ない。ホメオパシーの世界での気功の認知度となると、こんなものなのだろう。しかし、前列中央にカルロスさんが陣取っている。これだけで十分である。

インドの人からの質問、

「気功をやっている人のほうがホメオパシーがよく効く、ということはありませんか？」

いい質問だ。その通り！　と答えると質問者も満足気だ。

終ってカルロスさんと固い握手。

もう一人見知らぬ女性（かなり美人）から日本語で礼を言われたが、咄嗟のことで何処の何人か訊きそびれてしまった。

じつは英語を喋《しゃべ》れない私は、わが病院きっての英語通の心理療法士藤田みさおさんに英訳していただいた原稿を読んだだけなのである。だから質問の手が挙がったときは、正直うろたえた。案の定、何を言っているのかわからない。見かねたカルロスさんが立ち上がって私の代りに答えてくれたというわけである。その夜、ホテルのバーで飲んだジャック・ダニエルの旨かったこと！

四番手は**『ホメオパシー医学』の第三巻**、刊行は二〇一〇年一二月。その巻頭言である。題して「喜劇よりも悲劇を好しとするか」

二〇〇〇年といえば二〇世紀最後の年。この年は私にとって忘れられない年になってしまった。「日本ホメオパシー医学会」の設立が二〇〇〇年の一月、「帯津良一〝場〟の養生塾」の設立が五月だからである。

ホリスティック医学を目指す者、ホメオパシーを避けては通れないと覚った途端、これを共時性と呼んでいいのかどうかわからないが、ホメオパシーに情熱を燃やす医師が何人も現われたのである。

何物かに背中を押されるようにして、学会設立の手続きはばたばたと進んだ。設立総会の会場は設立メンバーの一人である降矢英成さんの「溜池クリニック」が入っているビルのなかの会議室。たいして宣伝もしないのに五〇名近くの人が集ったのは、うれしい誤算であった。

一方、ホリスティック医学の対象は人間まるごと。病というステージにとどまらず、生老病死のすべてのステージを相手にしなければならない。とすれば病院のなかに居たのではいつまで経ってもホリスティック医学は成就できない。よし！　病院を捨てて外に出ようと、寺山修司さんの『書を捨てよ、町へ出よう』さながらに養生塾の設立に踏み切ったのである。

もっともそれまでに病院開設以来一八年も続いていた「三学修養会」なる太極拳の会があったのを発展的に解消して、新たに「養生塾」を開くことにしたのである。設立の宴を川越プリンスホテルで開いたが、このときの出席者は、「三学修養会」のメンバーと病院の職員のみで、設立の趣旨を説明しただけで、あとはいつものとおりの和気藹藹。

実際に動き出したのは二ヶ月後の七月。五〇名の塾生を公募して、六ヶ月間で攻めの養生の戦士を育て世に送り出すのである。スタートして二〜三ヶ月後に気づいたのである。練功する塾生の顔がじつにいいのである。これは内なる生命場のエネルギーが高まって溢れ出ている証ではないか。

そうか、こういう人材を育て世に送り出していくと、その溢れ出すエネルギーによって凋落いちじるしい地球の〝場〟のエネルギーを回復し、かつての美しい地球を取り戻せるのではないかと考えたのである。

ホリスティック医学とは、もともとそういうものだったのである。目指すは地球の、世界の、宇宙の、そして虚空の浄化なのだ。「帯津良一〝場〟の養生塾」の照準は虚空にぴたりと合ったのである。もう迷いはない。

ホメオパシーにも同じことがいえる。これは治す人と治される人が対峙する、従来の修理工の医学ではない。レメディという介在物が在るとしても、当事者と当事者が力を合わせて、共有する場の、ひいては地球の場のエネルギーを高め、双方はいうまでもなく、地球の浄化がもたらされるという、まさに本来の医療なのである。

こんな簡単で自明の理をまったく解さない人が、医学界の中枢に、科学分野の中枢に、そしてメディアのなかにさえも閑居して不善をなしているところに日本の悲劇がある。

人間の性が悲しみであるとすれば悲劇が流行るほうが居心地がいい。少なくとも、夏目漱石が見た、喜劇の流行る、かつてのロンドンよりも住みやすいのではないか（『虞美人草』）。

日本ホメオパシー医学会が発足して一〇年、学会運営に携わる方々、研修のために集う人々のご努力とご協力によって、学会も軌道に乗った感がある。帯津三敬病院でも、ホメオパシーは、その対がん戦略のなかでの位置取りを確かなものにしてきている。

一方、養生塾も、札幌、盛岡、長野、伊那市、群馬、茨城南、柏、市川、湘南、南飛騨、広島、四万十市、由布院、鹿児島、沖縄、宮古島と一六か所に至り、日本全土を掌握したといってもよいだろう。

あとは世界が待っている。当分は斃れるわけにはいかないか。

いよいよホリスティック医学の片棒を担ぐ養生塾の登場である。しかし、気宇壮大な分だけ理解されない面もあり、一九年目を迎えて全国に展開する分室は半減している。ただし残っているのは精鋭《せいえい》ばかり、これから大ホリスティックな展開をしていく為には、決して力不足ではない。

五番手は**『ホメオパシー医学』第四巻**、刊行は二〇一一年一二月。その巻頭言である。

題して「場のダイナミズム」

楊名時太極拳の熊本県支部長を永らく務めていたM師範からの依頼で久しぶりに熊本を訪れることになった。

楊名時先生がご存命中は先生のお伴をして全国各地の支部をよく尋ねたものだった。目的の第一は昇段審査。楊名時先生が審査をして、私は講演をする。夜は懇親会の席上で二人で心置きなく杯を交わすというのが常だった。

もう一〇年近く前のことだろうか。楊名時先生のお伴をして熊本の地を訪れたことがあった。そのときの支部長はMさん。後進に道を譲って支部長を辞したあとも太極拳の指導に余念はない。熊本県中に彼女の傘下の教室が散在して切磋琢磨を続けているからだ。

今回はそのM教室交流会の行事に招かれたのである。土・日・月の二泊三日の旅である。ところが熊本行きの機内で、TBSラジオ「おはよう一直線」の生島ヒロシさんにお会いしたのである。

これまで生島さんの番組には何回も出演している。出演といってもスタジオに入るわけではなく、朝六時すぎに病院で待機している私にスタジオから電話がかかって来て、ほんの七分間、その日のテーマについて語り合うのである。どういうわけか馬が合う。馬さえ合えば七分間あれば十分、じつに多くのことが語り合えるのである。

隣に座る予定の若いマネージャーさんと席を交代して、私が生島さんの隣の席に。さすがはプロフェッショナル。何気ない会話でも、その話術は尋常でない。なんでも地元の薬剤師会に招かれての講演だという。月曜日の朝にはいつものレギュラーの仕事があるので日曜日中には帰京という一泊の日程だそうだ。着陸に向けてシートベルトのサインが出ると、

「今夜はどちらにお泊まりですか？」

「よくわかりませんが、南阿蘇なにがしというホテルでしたね……」

「あっ、そうですか。……私は市内のホテルですから、これでお別れですね。よい旅を！」

と機内で別れの挨拶を交わして、それぞれの世界へ。再び相見えるのはいつの日か？

その日は南阿蘇グリーンなにがしというホテルで懇親の夕べ。熊本の人々は酒豪が多い。男女は問わずだから楽しくなる。楊名時先生が中空で微笑んでいる。その楊名

時先生の愛弟子の一人、鹿児島は出水市のM師範の顔も見える。盟友に挨拶は要らない。互に肩を叩きあって、あとは並んで席に着き、杯を傾ける。最初はビール、あとはきまって芋焼酎のお湯割りだ。

食事が済むと、挨拶もそこそこに自室に帰る。早寝早起きだ。皆知っているから誰も妨げない。Mさんは二次会に行ったらしい。

そして、翌日は本番の日。ホテルのなかの講堂でまずは私の講演。題名は忘れてしまった。これは年令のためではない。若いときから終ればすぐ忘れる。次の案件にすぐ集中できるためにである。昼食時に由布院養生塾のHさんが現われたのはうれしかった。律義な人ではある。

午後は私の「時空」のあと、昇段審査と一人ひとりがそれなりの参加をしてのMさん一族の祭典である。皆さん、じつに人相がよい。自らの生き方のなかに太極拳を昇華させているのがよくわかる。

午後四時には夜の懇親会のために熊本市内に移動。まずは役員の方の案内で宿泊予定のホテルへ。玄関で一人になってフロントへ。私の予約が入っていないという。係の人との遣り取りのなかでホテル違いであることがわかる。

雨の中を正しいホテルへ。ボーイさんの案内でエレベータの前へ。そのエレベータの扉が開いて現われたのが生島ヒロシさん。手を取り合って大笑い。これぞ〝場〟のダイナミズム。一陣の清風が吹き抜けた。

この人と同じ時代を生きて本当によかった。わが人生の宝物だと思っている人がこれまでに三人いらっしゃる。期せずして、そのうちのお二人の登場である。友を得る者は覇《は》たりとはこのことか。

さて、最後の六番手は**『ホリスティック・ニューズレター』第九〇巻**、刊行は二〇一四年。シンポジウムの抄録集である。シンポジウムのテーマは、「終末期に寄り添うホリスティックケア」わがテーマは「本望な逝き方」

一．はじめに

江戸時代の儒者佐藤一斎の『言志四録』に「死にざま」なる一行がある。曰く、聖人は死に安んじ、賢人は死を分とし、常人は死を畏る。

聖人は儒教でいう最も徳の高い人。生死を超越しているから、安らかな心で死を迎えることができる。賢人は聖人の次に徳の高い人。生者必滅の理《ことわり》を知るから死に直面してもあわてない。その他の常人は死を畏れて取り乱す。

聖人と賢人の逝き方こそ本望な逝き方。聖賢の人になろうとする志を「青雲の志」と謂い、すべての人々が青雲の志を果たして、生きながらにして生と死の統合をはかることをサポートするのがホリスティック医学である。

二、攻めの養生

本望な生き方を果たした人にして、初めて本望な逝き方ができる。本望な生き方とは攻めの養生、すなわち日々生命力を高めていき、死ぬ日を最高に、その勢いを駆って死後の世界に突入するといった養生である。

攻めの養生の推進力は内なるダイナミズム(Dynamism)すなわちE・ベルクソンの「生命の躍動」である。C・ダーウィンの「進化論」を是としながらも進化におけるダイナミズムの役割を強調したところにベルクソンの面目躍如たるものがある。

三．健康と人間の尊厳

このダイナミズムを内に抱いて初めて健康。健康とは本来、静的(Static)なものではなく動的（Dynamic）なものなのだ。養生とはこのダイナミズムの追求にほかならない。一方、生涯ダイナミズムを抱きつづけることが人間の尊厳。これをサポートすることが医療の本分である。

四．ダンディズムを追求した先達たち

攻めの養生を提唱した先達たちといえば、貝原益軒《かいばらえきけん》、白隠慧鶴《はくいんえかく》、神沢杜口《かんざわとこう》、佐藤一斎《さとういっさい》などである。彼らは一様にダイナミズムを求めることを養生の本分としながら、さらに「いき」な生き方、すなわちダンディズム(Dandyism)を追求したのである。

『「いき」の構造』九鬼周造(岩波文庫)によれば、「いき」とは、「垢抜けして(諦)、張りがあって(意気地《いきじ》)、いろっぽい(媚態)こと」だという。目的を限りなく貪欲に追求するのではなく、そこにいさぎよい諦念が存在することを是とし、かつ、常に生と死の統合に向かって怠らない意気地を伴った性的魅力だというのだ。

五．エントロピーを捨てる

人間的魅力は攻めの養生を推進する「生命の躍動」により内なる生命場のエネルギー、すなわち生命力が体外に溢れ出ることによって培われていく。そして、生命力が溢れ出るときいっしょにエントロピーも出て来るのではないかと最近考えている。そうでないと、心のときめきこそ免疫力や自然治癒力を高める最大の要因であることが説明できないからだ。

この人間的魅力こそ性的魅力の中核を為しているにちがいないが、さらに昆虫でいわれている異性を引き寄せるフェロモン（Pheromone）のような物質が溢れ出て来るのではないだろうか。そして、そのためには年令に関係なく、色事に関心を持ち続けなければならない。これもまぎれもなく養生のうちである。

六．生きるということ

人間が生きるとは内にダイナミズムを抱き、外にダンディズムを発揮することにほかならないのではないだろうか。そして、そうした生き方の日々を重ねて行くことによって人は死後の世界の存在を予感することになるのだろう。

作家の遠藤周作さんは一八年前に鬼籍に入った人だが、最近の『毅然として死ねない人よ。それでいいではありませんか』（海竜社）のなかで、七〇歳を過ぎるともう一つの大きな世界からの囁きが聞こえてくる。その囁きに耳を傾けるのが〝老い〟というものなのだろうといみじくも言う。

七．死後の世界

死後の世界の存在については正直なところわからない。しかし、私の場合、死後の世界が無いと困るのである。今生でやりかけたことが、この世だけではとても終わりそうもないからだ。すべてあの世に持ち越さなければならないのだ。

生と死の統合一つをとってみてもそうなのだ。できればこの世で生と死の統合を果たして、それこそ安らかな心をもってあの世に入って行きたいと思うが、自信があるわけではない。だから、駄目なら駄目で、あの世に行ってから成就するからいいさと高を括っているのである。

それにしても強力な援軍がいるのは心強いことだ。まずは夏目漱石。「死んでも自分はある。死んで初めて本来の自分に帰るのだ」といい、「理想の大道を行き尽して、その途次に斃《たお》れんとする刹那に、一瞥のうちにわが過去を縮み得て、初めて合点がいくのである」という死生観に至る。お見事だ！

「池田は死んでも自分は在る」といって生命の永遠性を強調するのが若き哲学者の池田晶子さん。そして作家の椎名誠さん。大きな力に背を押されるようにして生まれて来たのだから、死んで肉体が潰《つい》えても、その大きな力は次なる世界に向かうはずだ。だから死後の世界が無いと困るのだと。ここでまたベルクソンのダイナミズムが戻って来た。

八．おわりに

ダーウィンが『種の起源』を著わしたのが一八五九年。この年に逝ったのが佐藤一斎。生まれたのがベルクソン。ベルクソンが逝ったのが一九四一年。九鬼周造もこの年だ。生まれたのがR・ドーキンスとS・J・グールド。あの世もこの世も同じ縁《えにし》のなかにある。

ホリスティック医学の究極は生と死の統合である。私の眼前で生と死を統合した最初の人はわが太極拳の恩師楊名時《ようめいじ》先生である。私も師に倣《なら》って、この世で生と死を統合したいと思っているが、成否はまったくわからない。しかし、何度でも言う。この世で駄目ならあの世でやるさと高《たか》を括《くく》っているところもあるのだ。

そして二〇一六年五月に一歩を踏み出して分け入ったのが大ホリスティックへの道。

道は遠けれど、この道のほかに道無し。

楽しみなことではある。

またお会いしましょう。

（参考文献）：『世界映画大事典』日本図書センター、二〇〇八／『週刊・20世紀シネマ館』全50巻、講談社、二〇〇四

略歴

帯津　良一（おびつ りょういち）

帯津三敬病院名誉院長

一九三六年生まれ。東京大学医学部卒。医学博士。帯津三敬塾クリニック主宰。日本ホリスティック医学協会名誉会長。西洋医学に中国医学、気功、代替療法などを取り入れ人間をまるごととらえるホリスティック医療を実践している。著書『死を思い、よりよく生きる』（廣済堂出版）、『ホリスティック医学入門』（角川書店）、『代替療法はなぜ効くのか』（春秋社）、『本望な逝きかた』（徳間書店）他多数。監修書に『自然療法Ⅰ　基本・診断・療法』、『自然療法Ⅱ　天然素材の薬効薬理』、『自然療法Ⅲ　疾病別治療法』（ガイアブックス）など。

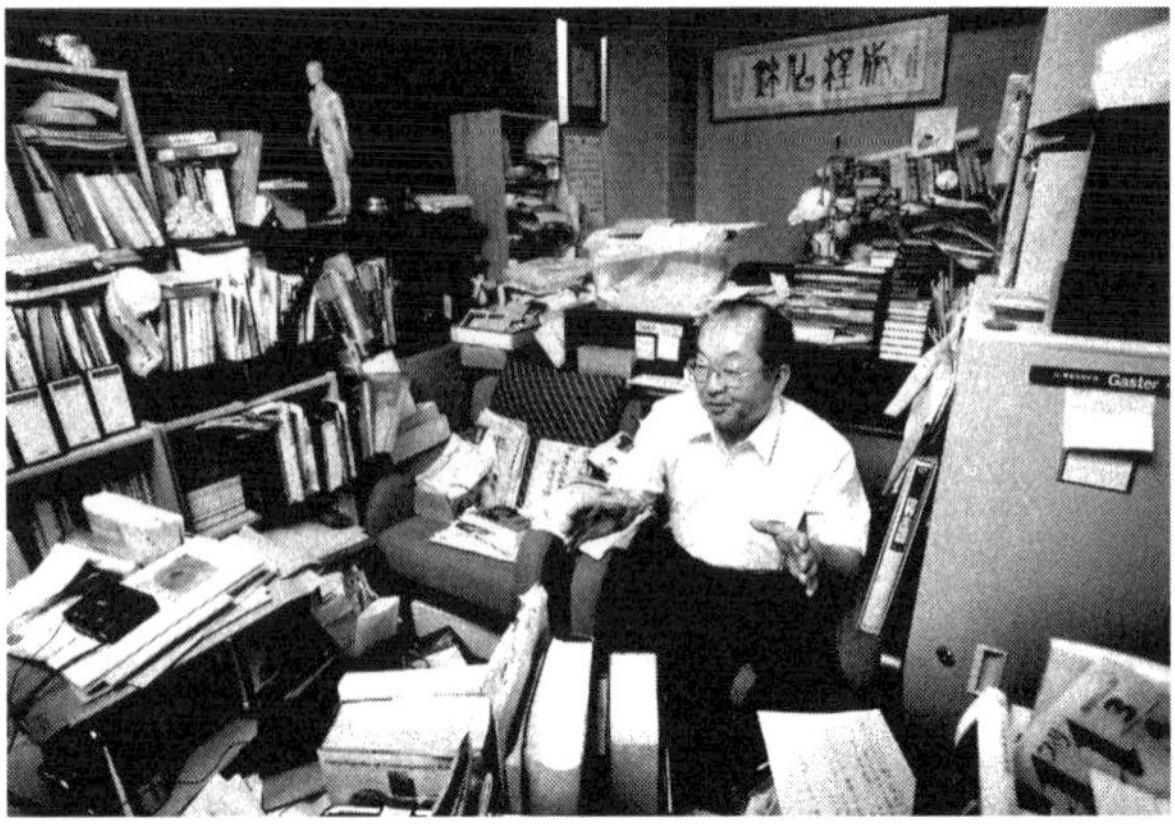

帯津良一のホリスティック寄り道秘話

発　　行　2019年5月1日
著　　者　帯津　良一
発行者　平野　陽三
発行所　株式会社ガイアブックス
〒107-0052 東京都港区赤坂1-1　細川ビル
TEL.03(3585)2214　FAX.03(3585)1090
http://www.gaiajapan.co.jp
印刷所　日本ハイコム株式会社

ISBN978-4-86654-016-0 C0077